U0308481

点拾投资 ● 著

钓鱼

的地方

在有鱼

的投资逻辑

医药基金经理

INTERVIEW
WITH
TOP
CHINESE
MANAGER

How to invest in the healthcare sector

机械工业出版社
China Machine Press

图书在版编目（CIP）数据

在有鱼的地方钓鱼：医药基金经理的投资逻辑 / 点拾投资著 . -- 北京：机械工业出版社，2022.5
ISBN 978-7-111-70639-7

Ⅰ. ①在…　Ⅱ. ①点…　Ⅲ. ①医疗保健事业 - 基金 - 投资 - 研究 - 中国　Ⅳ. ① R199.2
② F832.48

中国版本图书馆 CIP 数据核字（2022）第 068393 号

本书是知名财经自媒体"点拾投资"对国内知名的医药基金经理进行的深度访谈记录，分享和总结了这些优秀医药基金经理的投资理念、投资逻辑、选股策略等。医药基金经理关注行业的本质，愿意在研究上深耕，通过跨行业的对比，不断加深对各子行业商业模式的认知，在正确的赛道里，取得长期优异的收益率。

在有鱼的地方钓鱼：医药基金经理的投资逻辑

出版发行：机械工业出版社（北京市西城区百万庄大街 22 号　邮政编码：100037）

责任编辑：顾　煦　　　　　　　　　　　　　　责任校对：殷　虹

印　　刷：三河市宏达印刷有限公司　　　　　　版　　次：2022 年 6 月第 1 版第 1 次印刷

开　　本：170mm×230mm　1/16　　　　　　　印　　张：13.75

书　　号：ISBN 978-7-111-70639-7　　　　　　定　　价：79.00 元

客服电话：（010）88361066　88379833　68326294　　　投稿热线：（010）88379007

华章网站：www.hzbook.com　　　　　　　　　　读者信箱：hzjg@hzbook.com

在有鱼的地方钓鱼，也不能"躺赢"

相信许多人都能猜到，本书的标题"在有鱼的地方钓鱼"来自查理·芒格的一句投资格言。过去几年，"在有鱼的地方钓鱼"有了不同版本的改良。有人说，要在"富矿"中做投资，规避在"贫矿"中做投资。也有人说，资本市场走向成熟的标志是出现分层，包括行业和行业之间的分层、公司和公司之间的分层、企业家精神之间的分层。万变不离其宗，投资要在容易诞生牛股的沃土中进行，这样能大大提高我们的胜率。

那么，什么地方才是"有鱼的地方"呢？这个地方必须有长期的产业红利，必须让优秀的企业能获得较高的资本回报，还必须能诞生一大批长牛股。在中国，医药行业毫无疑问是容易捕获"大鱼"的地方。这个行业到底有多好呢？当我们还在讨论上证指数保卫3000点的时候，医药指数的涨幅差不多在10倍左右。在七成的时间内，医药板块都是跑赢大盘的，而且并没有特别明显的大小年。过去一年或许是一个小年，那么差不多很快就会出现大年。

人口老龄化是一个看得见的趋势，当前即将老去的一批人，是受益于改革开放最大的一批人，他们积累了比较多的财富，必然会推动医药行业的消费升级。

随着人均 GDP 的增长，越来越多的人在健康方面舍得花钱。我依稀还记得小时候外婆刷牙的时候，会把整个假牙套拿出来刷，因为她已经掉光了牙齿，只有一副假牙套。今天，许多人在牙齿出问题后，会选择更昂贵的种植牙，因为好的牙齿能大幅提升生活的幸福感。此外，越来越多的人会花钱做昂贵、全面的体检。

用这两年流行的赛道概念来说，医药绝对是一条长期的好赛道。

既然医药是一条好赛道，就能躺赢吗？事实上，医药行业的投资在过去几年变得越来越难。我们看到，中国的医药行业大致经历了四个阶段：全民医保阶段、医保控费阶段、创新抬头阶段，以及现在的药监系统改革阶段。2015 年是中国医药创新的分水岭，医保目录加入了大量创新药，对仿制药通过集中采购方式进行了降价。

今天，医药的投资越来越接近海外市场，对专业性要求变得极高。许多创新药都要经历临床一期、二期、三期试验阶段。记得多年前看过美剧《亿万》的原型金融书[⊖]，讲的是对冲基金大佬史蒂文·科恩投资创新药的内幕交易事件。从中能看到，谁走在了创新药发展趋势的前面，谁才能分到这个好赛道的超额收益。

我们也看到，无论是券商研究所，还是基金公司的投研团队，都在大幅扩张医药行业投研团队的规模。10 年前全市场最大的券商研究所医药组也就只有 5 个人，今天最大的券商研究所医药组人数已经达到 30 人以上。

医药行业覆盖了许多不同类型的细分行业，就如同一个缩小版的全市场，里面有具备消费属性、科技属性、周期属性、高分红价值属性等

⊖ 《亿万》(*Black Edge*)，中文版已由机械工业出版社出版。

不同属性的公司。医药投资还需要同时具备产业视角和国际视角。我们甚至发现，有些基金公司专门有人研究海外最新的医药创新科研内容。

说了这么多，我希望通过在本书中分享不同医药基金经理的投资框架体系，帮助大家更好地理解医药行业投资，并更好地实践。有些访谈或许会有些过时，有些框架体系也发生了变化，但深度思考出来的许多想法是能穿透时间的。而穿透时间，也一直是我不断努力去做的。

最后，特别感谢机械工业出版社华章分社的王颖和李昭，没有他们的帮助，就不可能有这本书的出版。我的偶像杰克·施瓦格先生花了几十年的时间出版了五本书，而我已经在一年内出版了自己的第二本书。我希望打造一个中国的基金经理对谈系列，既能帮助大家了解专业选手是怎么投资的，也是在记录中国资本市场发展的历史。

朱昂

点拾投资创始人

2022 年 5 月

| 目　录 |

第 1 章

跨行业对比商业模式，
把握公司发展脉络

访谈对象：郑磊

访谈日期：2020 年 3 月 3 日

　　郑磊是市场上为数不多的对于商业模式有深刻理解和研究的基金经理。早期管理医药创新基金时，他就通过将医药行业中的子行业和全市场行业进行商业模式对比，理解这些不同子行业的驱动力。好的商业模式能创造现金流，竞争优势代表现金流的持续性，这两点是郑磊认为最重要的。很多时候我们只看到一棵树，却忽视了整个森林。郑磊善于理解行业的本质，针对不同的客户类型，呈现不同的特征。全面理解了一个子行业，才能找出具有竞争优势的公司。这也是郑磊与许多自下而上的基金经理的不同。此外，郑磊具有很强的组合意识，追求收益来源的多元化。刚开始做投资的时候，2015 年的市场对他认知层面的冲击很大。2015年的教训让他明白了自己到底是什么样的性格，适合赚什么样的钱，应该去赚什么样的钱。2017 年，他的投资理念和框架进一步得到细化，慢慢稳定下来。

郑磊最初是看医药行业的卖方分析师，然后去了买方做研究和投资，在这个过程中见证了医药行业的起起伏伏，对完善他自己的投资框架有很大帮助。他之前管理的都是医药基金，但是做医药投资他和别人有一点不同，就是他把医药行业理解为全市场的缩影。医药行业不是一个能够用单一驱动因素简单地自下而上描绘清楚的行业，里面的子行业很多，跨度很大，从低 PB、有周期性特征的原料药，到高 PB、有科技属性的创新药。医药股覆盖了成长股、消费股、周期股和科技股。可以说，全市场投资能覆盖到的不同类型的公司，医药行业都涵盖了。

郑磊在做医药股投资时，基于不同子行业的属性特征，会寻找非医药股中有相似商业模式的行业进行比较借鉴。这样的好处是，通过类似商业模式的演绎，能找到这个医药子行业未来的发展脉络。

比如，以品牌中药为代表的 OTC 和消费品就很像。其中品牌力比较强的中药，和白酒就有类似的地方，它们的行业特征和经营周期都很类似。OTC 行业更像大众消费品，行业格局比较松散，但集中度在向龙头公司靠拢。再比如，药店的经营模式和超市比较类似，理解沃尔玛的成长史，对投资药店会有很大帮助。

郑磊在 2017 年研究创新药外包服务企业时，发现这个行业和电子行业很像，也基于全球供应链的转移做外包服务，而且这个服务一步步从欧美向日韩转移，再从日韩转向中国台湾，最后来到中国大陆。

郑磊认为，学习大量非医药行业的发展历程、大公司的历史，就像读历史书。他并不只是自下而上研究一个个医药公司，还会通过研究其他行业、公司的发展脉络，来帮助理解医药公司的商业模式，不局限于在医药行业内部做比较。通过这些对比，郑磊能更深刻地理解不同医药子行业的商业模式、竞争壁垒。

从商业模式本质的角度做研究

朱昂：非常有意思，你是我们认识的少数会借鉴其他行业商业模式，来研究医药企业的基金经理。那么你怎么去投资呢？

郑磊：研究是投资的基石，只有把研究做好，才有可能取得较好的投资结果。从研究到投资，主要在于如何管理组合。张晖总跟我说：挑选高质量证券，行业均衡，动态调整。这三句话对我投资思想的影响非常大。

我在构建组合的时候一定要有 5 ~ 10 个不同的板块或来源，也就是不同的驱动来源，组合一定要均衡，对应的就是把研究和投资的点连接起来。医药行业里面有很多不同的子行业，了解每一个行业的驱动力，在构建组合时，构成 5 ~ 10 个驱动力不同的来源。这种构建组合的思维，和全市场基金是相似的，类似于把消费、TMT、高端制造、金融地产等不同行业的公司组合在一起。

我最初做投资的时候也是完全自下而上看公司，没有组合的概念。那时候找到一家爱上一家，把一家家公司放到我的组合里面，并没有深刻理解这些公司在组合里面扮演的角色。换句话说，就像一个足球队，10 个 C 罗上去不一定能赢。要有人进攻，有人防守，才是一个健康的阵容。我会把不同行业的公司拆细，对不同子行业进行画像，然后理解它们背后的差异，这样构建出来的组合就会更加良性一些。

从行业对比的相似点，把握核心驱动因素

朱昂：你非常善于把医药的子行业和全市场其他行业的商业模式

进行类比，这一块能否再具体和我们讲讲？

郑磊： 中药行业里面的高端品牌和高端白酒非常类似，都是有定价权的消费品，竞争格局也很好。它们的经营周期也非常类似，有提价周期，经销商也会通过囤货提前透支未来部分需求。高端中药品牌和高端白酒都受库存和渠道的影响，这个影响又被提价周期所驱动。研究中药龙头企业，当我们看到渠道库存清理得差不多，开始要提价的时候，大概率能判断未来几年会进入业绩快速增长期。

而且它们的品牌非常强，占领了消费者心智，这意味着它们的获客成本很低，不需要做很多广告，客户就会主动找上来，且这些主动找上来的客户是很精准的。我研究过大部分消费品公司，发现它们的业绩持续性相对较弱，或者竞争格局不稳定，需要不断在市场上做投放、打造品牌。最后落实到报表上面，就是销售费用快速增长。

从这个角度出发，我就不太喜欢 OTC 公司。这种公司和大众消费品公司类似，很难建立占领心智的品牌力，护城河没有那么强。

药店和超市的商业模式很类似。我曾经看过一本书，讲沃尔玛的成长史，对我理解药店的发展帮助很大。在沃尔玛的前期扩张中，公司的净利润是不断提升的，但是到了后期，利润率往下掉了，那么背后的原因是什么呢？从商业模式角度出发，超市的商品价差不会很大，净利润率的来源是对上游的议价能力。能够从上游获得更高的价格折扣，就能有更高的净利润率水平。

我们通常的理解是，对上游供应商的议价能力越强，拿到的折扣就越多。这个观点既对又错。真正的规模效应，是在某个区域形成的网络效应，或者说区域规模效应。区域规模效应越强，对于上游供应商的议价能力就越高，因为许多经销商也是区域性的。沃尔玛在初期形成了区域上的规模优势，定价权就很大，利润率自然往上走。之后，当沃尔玛开始向全国扩张时，区域的定价权就没有过去那么高了，利润率就出现了下滑。

某家全国性连锁药店的毛利要比另外一家区域性龙头药店低。背后的原因是，这家区域性药店虽然进入的区域不多，但是在每一个区域都是龙头，做深做细，聚焦江浙市场。而那家全国性连锁药店虽然做了很多收购，但是在很多区域的份额都不是最大的，没有构建出区域规模优势。

所以当时在投资的时候，我毫不犹豫地选择了那家区域性龙头药店。从结果看，两家公司过去几年利润增速差别不大，但是估值体系的差距越拉越大，这也反映出两者不同的战略布局。在这一笔投资上，对于零售行业的研究和观察，给我带来的帮助很大。

我们再看创新药外包服务，这个行业的商业模式和电子产业链很像。我在 2017 年研究这个行业的时候发现，这个行业的商业模式依靠资产投入。你未来赚的每一分钱都要靠资产投入，表现为产能扩张和人员增加。这些公司基本上不断在扩产能，不断在招人，当时在医药行业里面是找不到可比公司的。但是在我研究电子产业时，突然发现这个行业和电子产业链的逻辑很像，它们都围绕 B 端大客户进行细分的产业链分工。电子产业链的全球化转移过程，也给了我很大启发。两者的产业驱动要素是一致的：中国的工程师红利，以及大量土地支持产能扩张。

理解了这一点，就能对创新药外包服务公司进行定价。消费电子公司的估值是 20 ~ 30 倍，而创新药外包服务需求更加稳定，技术迭代的周期更长，公司的壁垒会比消费电子公司更高。当时通过对几个龙头消费电子公司的发展历史进行复盘，大致能够判断创新药外包服务行业未来商业模式的演进。

这让我对如何给创新药外包服务公司定价，有了一个估值的锚。由于需求更稳定，进入门槛更高，其估值应该比商业模式类似的消费电子公司更高。

最后再看 A 股的创新药，其估值体系类似于科技股。我曾经犯过一个错误，过早地把 A 股一家创新药龙头公司卖掉。当时这家公司的产品以仿制药为主，我用一种类消费品思路看待这家公司的估值，估值为 30 ~ 50 倍。在这家公司到 50 倍左右估值的时候，我就开始减仓了。

事实上，估值体系的变化在于药监局打开了新药审批的闸门。新药审批加速，公司的估值体系变成了科技股的估值体系。科技股的估值很大一部分是现有产品未来利润的贴现，许多科技创新公司的发展是非线性的。这家公司今天的估值，很大一块是产品线在未来的利润贴现回来的。

在上述几个子行业的商业模式上，我运用了对消费、制造业和科技产业的商业模式的理解。对这些行业的研究帮助我理解了医药行业中不同子行业的商业模式，以及如何对这些公司进行定价。

客户是谁，决定了商业模式的差异

朱昂：能否理解成你一直从一个全市场基金经理的角度出发去做

投资，而不是从一个医药基金经理的角度？

郑磊：我一直从一个全市场基金经理的角度来要求自己进行投资，体现在我的组合上，你会发现我的组合一直比较均衡，很少在单一子行业买30%以上的仓位。我比较善于做行业比较，通过比较来找到共性，才能提高预测的胜率。只看一个行业容易盲人摸象，从全市场视角出发，投资会更有意思。

这点也是我和其他医药基金经理的不同之处，我不是纯自下而上看公司，把自己局限在医药行业里面。我觉得全市场里面有很多东西已经给了我很好的参考，要把参考的东西拿过来学习。这就像考试一样，在考试前大家都会做模拟题，虽然不是考试的题目，但背后有共性，套路是类似的。通过全行业的研究，判断企业的把握度会高很多。这也是提高自己投资胜率的一种方法。

朱昂：你在投资中对于商业模式的理解很深刻，能否给我们举一个例子？

郑磊：我举一个医疗服务行业的投资案例吧。医疗服务是一个很好的赛道，这里面有三家上市公司，分别对应眼科、牙科和体检服务。我的组合只买了眼科和牙科，并没有买体检服务。这种服务类公司有很强的品牌消费属性，既然是品牌消费，商业模式的核心就是获客成本。具有品牌定价权的公司，能以很低的价格获取客户，背后也带来了客户黏性。

比如说全国的连锁牙科公司，从报表上看只有A股上市的连锁牙科公司有着20%的净利润率，其他连锁牙科公司基本上不赚钱。这里面就是较高的销售费用把利润吃掉了，而A股这家公司的销售费用率只有 1%，原因是这家公司背靠极强的品牌，在杭州的牙科医院有着 50 年的历史。

大家在为服务付费的时候，很少会追求性价比，这里面品牌力就非常重要。比如牙齿服务，大家都没有想少付一些钱，得到的服务差一些，都是想把牙齿看好。在服务业，你追求的质量是很高的，质量背后是大家对品牌的信任度。

那家上市的体检服务公司的商业模式并非 2C，而是有点 2B。体检服务很多不是自己购买的，是单位购买的。这家公司的客户其实是各大企业的人力资源部。那么人力资源部从采购服务的角度出发，会优先考虑性价比，在一定预算下，找到性价比最好的服务。这背后的客户黏性就比较差。

从商业模式的角度看，我喜欢那些真正有定价权的公司。通过理解不同公司的商业模式，再进行比较，就能辨别出真正具有定价权的优质公司。一家公司的护城河不是规模体量越大越好，而是要看有没有竞争优势。

朱昂：对于商业模式的理解，你能看到最本质的地方，在这个案例中，你提到了从谁是消费者的角度去理解商业模式。

郑磊：我们看一个行业时，会发现不同类型的消费者会导致商业模式完全不同。比如医疗器械这个行业，本质上有三种消费者：个人消费者、医生和医院。体温计、血压仪是针对个人消费者的；手术耗材的消费者是医生，个人没有能力选择；检查设备的消费者是医院。

针对不同类型的消费者，这个子行业中不同产品的商业模式也不一样。针对个人消费者的产品，目前格局还不清晰，没有明显的产品差距。消费者是医生的耗材，本质上是技术驱动的，不是价格驱动的。医生期待好用的产品，这能提高他们的工作效率，因此医生对于价格的敏感度不高。

而消费者是医院的设备，商业模式有点像软件：进入门槛很高，但客户的黏性也很强，别的企业要进来比较难。但由于这是医院的采购项，周期性会比前两类强一些，跟着下游医药的支持而波动。

理解了消费者是谁，就能区分不同类型的商业模式和竞争优势。

从五个角度出发选择高质量证券

朱昂：你除了管理医药产品，也管理一只全市场基金，能否谈谈如何把医药投资的框架，运用到全市场的投资中去？

郑磊：作为基金经理，我们的投资范式是一样的，包括投资理念和构建组合的方法。在做一个投资全市场的基金产品时，我的选股思路和过去一致，从五个角度出发选择高质量证券：行业的赛道空间、商业模式、竞争优势、管理层以及估值。这里面最重要的是，辨别一家公司的商业模式是什么，这家公司的客户是谁，这个生意是不是好生意。只有好生意才能对应到现金流的创造。其次，我要判断这家公司能不能持续创造现金流，这点和公司的竞争优势高度相关。假设一家公司很赚钱，ROE 很高，那么一定会有新进入者。公司能否保持高 ROE，需要看是否有足够强的护城河。这两点，是我选择公司最看重的。

当然，公司的管理层是非常重要的。但是对于人的判断需要比较长时间的跟踪。不能因为听了几个电话会议，或者和管理层见了一面，就轻易下结论。管理层在我的投资体系里面非常重要，但又是一个长维度的因素，需要不断微调。

朱昂：也就是说，你的投资框架并不会发生变化。那么对于中盘积极成长，你自己有什么定义吗？

郑磊：这里面有两个关键词：中盘和积极成长。我谈谈自己的理解吧。

为什么我会管理一只中盘基金？背后对应的是新时代的经济转型。今天，中国的许多新兴产业已经跨越了朦胧期，行业的业态比较清楚，但还没有到成熟期。这个阶段的中盘公司，对比早期公司确定性更强，对比成熟期公司成长速度更快，正好处于一个"甜蜜区"。在这里面能找到一批初步具备竞争力的公司。

我们对积极成长的定义是快速成长。这一批公司已经跨越了 0 到 1 的阶段，未来是 1 到 10，确定性更高。在我们进行投资的时候，成长性是最重要的，没有成长性的公司我们不会碰。只有长期持续的成长，才能给持有人带来可持续的超额收益。

可以说，这是一个具有时代感的产品，我想到会发自内心地觉得兴奋。而且，现在的流动性可能在较长时间内维持宽松，市场进入了资产荒的时代，这是权益市场发展的大时代。

树立正确的价值观，是投资第一要义

朱昂：你觉得在投资中，平台给你带来了哪些帮助？

　　郑磊： 平台对我的帮助体现在很多方面。我认为最重要的是整个公司的文化对我产生了很大影响，价值观的正确是第一位的。在这样一个公司文化中，大家都能发挥自己的长处。

　　在投资上，我们在医药、消费和科技三大新兴产业领域的整体投研能力，肯定是全市场最好的之一。这给我做中盘成长股投资带来很大的帮助。在自己不熟悉的领域，都会有行业专家一样的同事帮助我一起研究和跟踪产业脉络的变化。

　　公司里面有许多非常优秀的同事，对我帮助很大。比如我们很资深的医药基金经理周睿，在行业研究上给我很大启发。公司有非常浓厚的分享文化，在这样一个氛围中，每天都进步很快。

　　朱昂：你怎么看基金经理的护城河？

　　郑磊： 这个行业所谓的护城河，就是持续学习进步的能力，没有其他。在这个行业，基金经理从来没有经历过容易的一天，或者一段时间。未来总是充满了变数，这个变数体现为市场的不可预测性。我们自身的知识框架也要伴随着时代不断更新。各个行业的机会很多，但是能不能把握未来的机会，取决于基金经理能否不断前进。

　　如果只是停留在原地踏步，不去磨炼自己、打造自己，那么就有可能会被淘汰。这个行业是变化很大的行业，从来不存在一个"躺赢"的策略。我们公司的理念是获得长期可持续的业绩，但是长期可持续的业绩必须通过持续的奋斗才能实现。

　　和基金经理赛跑的并不是市场，而是产业的进步，我们要跟上产业进步的节奏。

***

　　正如郑磊所说，医药基金就像全市场的缩影，不同子行业之间可以说有着天壤之别。投资者们不能捡了芝麻而丢了西瓜，应该尽可能地形成大局观，在不同行业之间多做比较，找出其中的相似之处与不同点，加以研究学习。此外，对于郑磊来说，一家公司是否拥有定价权是一个关键因素，因为这决定了这家公司在市场上是具有主导地位，还是只能被他人支配。当然，这一切的前提都是勤奋和努力，正如他所说："如果只是停留在原地踏步，不去磨炼自己、打造自己，那么就有可能会被淘汰。"

投资理念与观点

▶ 挑选高质量证券，行业均衡，动态调整。

▶ 在构建组合的时候一定要有 5 ~ 10 个不同的板块或来源，也就是不同的驱动来源，组合一定要均衡。

▶ 药店的经营模式和超市比较类似，理解沃尔玛的成长史，对投资药店会有很大帮助。

▶ 真正的规模效应，是在某个区域形成的网络效应，或者说区域规模效应。

▶ 创新药外包服务，这个行业的商业模式和电子产业链很像。

▶ 从商业模式的角度看，我喜欢那些真正有定价权的公司。

▶ 不同类型的消费者会导致商业模式完全不同。

▶ 这个行业所谓的护城河，就是持续学习进步的能力，没有其他。

第 2 章

寻找能爆发且持续增长的企业价值

访谈对象：方钰涵

访谈日期：2020 年 6 月 30 日

　　意大利、新加坡、中国上海，这些地方都是方钰涵曾经求学的地方，这让她相比大多数基金经理，有着更强的国际化背景。她曾经和我开玩笑说，做研究员的时候几乎每年都会去国外度假，从中更能感受到祖国竞争力的不断提升。当然，做了基金经理后，就再也没有时间和精力去度假了。

　　方钰涵管理时间最长的是一只 QDII 基金，在 2018 年 8 月 3 日至 2020 年 10 月 10 日期间，获得了 90.75% 的收益。这只产品的收益率在过去两年都位列市场前 10%。她也是极少数同时了解 A 股、港股、美股的医药基金经理。方钰涵独创性地提出了 glocal（全球和本土化结合）的投资机会。她认为，新一代的企业家既有海外创新精神，又保留了中国人的勤奋，是未来医药行业的希望。方钰涵偏好寻找具有价值创造爆发能力的企业，赚取行业和企业家带来的 Alpha。此外，她有很强的组合管理能力，其产品不仅收益率排名靠前，波动率和回撤幅度也非常出色。

方钰涵的投资框架用一句话概括就是：不断寻找能爆发且持续增长的企业价值。这也是她认为的投资本质。当今的中国医药行业是一条黄金赛道，放在全球都有着得天独厚的基本面，我们正好处在产业升级的阶段，有巨大的内需，以及一批极具企业家精神的管理层。她认为，我们需要做的事情特别简单，把长期价值能够爆发而且持续的企业挑选出来就可以了。

在我们的谈话中，方钰涵指出她做投资的两个思路：第一，把医药行业分成 10 个子行业，分别研究这 10 个子行业最本质的驱动因素，以这样的思路来挖掘赛道。比如她发现高值耗材成长性好且容易形成强者恒强的格局，而医药流通和药店的复利增速可能相对较低。从商业模式的本质中，可以区分哪些行业容易赚钱，哪些行业赚钱比较难。

第二，她从 glocal 的维度挖掘个股。这是一个看公司的角度，不是具体的细分赛道。Glocal 类型的公司既可以出现在比较好经营的赛道，也可以出现在比较苦的赛道。前者受益于行业的 Alpha，后者需要特别优秀的企业家精神。沙漠之花能够怒放，很大程度源于优秀的管理层。这一批企业家内心具有很强的使命感和价值观，苦难对于一个人意志力的磨炼更大。一个是行业带给她的 Alpha，另一个是管理层带给她的 Alpha，这两类她都很喜欢。

方钰涵做医药投资，是从更广的视角维度出发，寻找有爆发价值的企业，争取超额收益。

方钰涵认为，组合构建是有投资目标和投资期限的，核心是赚钱。在中国还要考虑投资久期，不能说 5 年后才赚钱。她的团队希望持有人基本不亏钱，这就需要净值线波动向上，目标是可以持续创新高，这就是她组合构建的投资目标。那么怎么做到这一点？

投资，抛开所有的行业，核心就是三个元素：胜率、赔率、时间。能够找到高胜率和高赔率的标的，方钰涵肯定会去重仓，如果不需要很长的时间周期，就是绝对完美的投资。

在胜率和赔率间权衡，方钰涵认为胜率更重要，因为这决定赚不赚钱。赔率可以通过深度的产业研究做到，但这里有运气成分。胜率是日常工作的重点，要疯狂地挖掘公司。方钰涵和她的团队绝对不会在没有研究清楚的前提下，觉得某家公司还不错就去搏一下。

她的团队还会看组合里面的市值分布情况。通常对大市值公司的认知比较充分，对小市值公司的认知不足，过多的小市值公司意味着一定的流动性风险。方钰涵的个人偏好是市值中性，大、小市值公司各占一半，力争保持相对稳健，又有一定的弹性。

在组合构建中，方钰涵也非常重视控制回撤。对于持有人来说，低回撤会大大提高他们持有产品的体验。她的基金虽然收益率比较高，但是回撤水平和波动率是同类产品中比较低的。她认为组合构建是区分机构投资者和业余投资者非常重要的因素。

爆发力 + 可持续性

朱昂：有没有你偏好的细分赛道，从中能够找到价值爆发的企业？

方钰涵：医药本身就属于一个不错的细分赛道，但是行业里面的子行业很多，不同子行业也有区别。有些属于天生商业模式很好的"高富帅"赛道，也有一些属于天生不那么好的投资赛道。

举个例子，高值耗材就是我非常看好的赛道之一，其中一些细分领域未来具有非常大的价值爆发潜力。我们统计了过去 10 年美股价值增长超过 10 倍的企业，发现一共有 14 家，其中 8 家来自高值耗材领域。

这个行业有两个天生的好属性：首先，细分产品的差异大，进入壁垒高。高值耗材领域有很多细分子行业，不同子行业的高值耗材差异度相对比较大，最终形成的结果是行业进入门槛很高，竞争格局较好。我们对美国心脑血管、骨科等领域做过研究，发现这些细分领域内的龙头企业市占率极高，行业竞争壁垒稳固，并且赛道很长，最终能成长出 500 亿美元市值以上的企业。

关节置换的植入物需要在体内保留长达 10 年以上，每天在体内磨合；人工心脏瓣膜植入手术中的耗材，需要符合心脏每天大量跳动这个特点，对于耐久性要求非常高；骨科创伤手术的钉钉板板虽然日后会再取出来，但是品规非常多，对企业多品规研发、库存管理的要求很高；脊柱是人体最复杂的结构之一，一台复杂的脊柱手术可能会做八九个小时以上……这些特征都构建了高值耗材领域独特的壁垒，产品选择由患者和医生共同决定。由于手术的风险极高，医生一旦认定了某个产品是不会随便更换的。

其次，渗透率低，量价都有爆发空间。一个爆发式的行业，无非就是量和价两部分。对于患者来说，产品给身体带来的幸福感很高，无论是换一个关节还是换一个心脏瓣膜，解决的都是很重要的刚需问题，相对应地，对这类产品的支付能力就很高。企业还会通过研发不断推出下一代改进产品，因此平均价格能维持在很高的水平。

从量的角度看，目前行业渗透率极低，比如中国 2019 年只做了 2000 多台人工心脏瓣膜手术，而美国做了 8 万多台。从渗透率角度看，未来有极大的提升空间。

朱昂：这个观点非常有意思，我们访谈了很多医药基金经理，但很少有人看好高值耗材领域，你的选股角度是不是比较不同？

方钰涵：确实有些不一样，但并非我刻意去和大家不同，我做投资会更多用海外视角来帮助我寻找标的。从产品上来看，我不仅管理了投资 A 股的医药基金，还管理了一只 QDII 基金，这只基金既可以投资 A 股，也可以投资港股和美股。由于上市制度的关系，在境外上市的医药企业中有大量处于偏早期的企业，这也让我投资的视野更广。

目前投资者普遍关注的大型药厂和医疗服务也具备很高的投资价值，但都是已经在 A 股存在时间较长的成熟赛道。我在投资上追求的是能够爆发且持续增长的企业，希望获得更高的超额收益，对于选股会更加苛刻一些，需要同时满足业绩的爆发力和持续性。这就对应两个重要的选股特点：①行业增长特别快，有爆发力；②竞争格局有保护。比如之前的高值耗材赛道的例子，行业渗透率低能带来爆发式增长，同时竞争格局足够好，龙头企业很难被新进入者撼动。看美国就能发现，无论是心脏还是骨科，都被几家头部企业长期占据绝大部分市场份额。

在中国，渗透率提高需要一个过程。因为美国的医保体系和我们不同，支付的力度非常大，只要做出好的产品，即使价格很高医保也能够为此买单，导致渗透的速度是比较快的。中国可能会先从一线城市最好的几家大医院开始做，逐渐渗透到全国最好的几百家医院，最终渗透到县级城市。这是一个漫长的过程，所需时间可能会长达十年以上，也意味着成长的持续性很强。所以，买到一个行业渗透率低、有竞争力的龙头企业，是可以看十年的，这是诱人的复利。

所以，"爆发＋持续＋复利"是我的选股逻辑。

朱昂：不同类型的医疗器械，有些用户是个人，有些用户是医生，有些用户是医院，会不会导致商业模式有差异？

方钰涵： 从价值角度看，针对个人用户的医疗器械的价值会比较高，而且有比较长的生命周期。如果医疗器械能够被个人用户和医生都认可，那么公司的成长就会又快又持续。像一些耗材与器械公司，产品已经和国外水平差不多了，而且对医生也进行了很好的教育，我们去年就看到行业里一些龙头公司业绩加速增长。一方面，确实有 C 端用户口口传播的效应；另一方面，医保的普及导致这类产品的最终支付价格在降低。我们可以想象，某些普通老百姓在花了几万元钱换关节后，发现生活质量提高很多，就会影响身边关节有问题的人去换。从公司成长的角度，这能体现很强的复利效应。所以在这条好赛道里面找到具有天然高壁垒、能够长大的公司，能享受量价爆发的阶段。

朱昂：你有没有总结过自己偏好的这种爆发式增长企业，有没有什么共同的特征？

方钰涵：从数学公式上看，企业收入天花板由价和量决定。决定量的有两个因素，第一是这个产品的渗透率或者行业渗透率，第二是这个企业的市占率。这里面又会有一些差别，有些行业是进口替代行业，本来被外资占领，现在国内企业的产品力更强了；也有一些是国内企业先行，像心脏瓣膜这类领域，之前外资都没有进来过。在这个过程中，中国医生都是不断被中国企业影响的，最终这个市场里面中国企业的市占率会非常高。

独特的全球 – 本土结合视角

朱昂：除了医疗器械以外，还有什么比较看好的赛道？

方钰涵：立足当下的中国，我看好全球本土化的投资机会，我们称之为 glocal，即 global（全球）+ local（本土），这是目前时代赋予我们非常特殊的投资机会，分布在医药行业的各个细分领域。现在中国有越来越多的企业把产品做到了国际高标准水平，同时也考虑到了国际企业没有看到的中国本土市场的特殊需求，拥有中国专利甚至全球专利。这一批企业结合了海外企业的创新能力和中华民族奋斗、开疆扩土的精神。结合了中西方优点的这一批企业，在"大力创造价值"。

今天这个时代，和过去相比已经发生了巨大的变化。首先，过去的中国市场基础产业并不完善，很难做出创新的产品。但是现在，一批新公司都有了很强的创新力，无论是创新药公司还是创新的器械公司。它们根据中国人的疾病谱特征和体形特点，深入理解医生和患者的临床需求，医工合作研发，同时在这个过程中锻炼了一支具备研发、临床、商业化生产和销售的精干队伍。这种具备 glocal 能力的公司，在中国本土市场做大做强后，还能将产品推向美国，这样就占据了全球最大的两个市场。

其次，中国企业有着旺盛的组织生命力，企业家将中华民族的最好状态展现出来了。我认为人是最底层的因素，企业家必须通过文化、组织形式以及激励制度，把一个人的力量变成一群人的力量，这样一个企业就会拔地而起。

我认为，未来医药行业投资回报率最高的公司很可能出现在生物药领域，尤其是在从生物药公司向平台型医药公司跃迁的过程中诞生。举个例子，分享我非常看好的一家生物药公司。我第一次打开这家公司的招股书时就有一种热泪盈眶的感觉，创始人这样写道："我是一个山里的放牛娃，踏进了大学的大门，直到博士后毕业，然后我进入了美国生物科技领域前沿专家的行列，但是我一直在思考，什么是科学探究的最终目的……"他看到中美差距很大，比如中国的生物药产能只有美国的 1/50，中国的单抗只占生物药的 5%，而美国占了一半以上。公司是为利润而生的，但是这家公司竭尽全力把高质量的生物药价格降下来，创始人带着这样的使命和理想经营公司。早在 2014 年我就开始跟踪这家公司了，它不断优化国内业务并逐步切入国际市场。这家公司刚上市时只有 500 人，几个月后增长到 1000 人，又过了一年就猛增到 2000 人，公司也从原来只有几个单一产品，到拥有越来越多新的靶点，这是一种疯狂爆炸式创造价值的组织形态。研究这类公司不仅能给我的投资带来回报，也给了我很多人生感悟。

新型组织带来的时代红利

朱昂：感觉你特别看重企业家精神这个因素？

方钰涵：我相信生意的本质是人，尤其在中国本土，人是一家企业很重要的资源，对于企业价值有着很大的影响。如果我们只看财报，就很难判断一家企业的长期价值。但是如果能看到管理层几十年的国际经验，把全球智慧很大程度融合进本土企业里，加以时间的杠杆，我们对企业价值的判断就会有很大不同。

医药生物领域出现了一大批极具企业家精神的管理层，而且在这个领域企业家的人脉圈也非常重要。未来能否"入圈"和"出海"，就要看企业家的人脉圈。

最近的标志性事件是港股某生物医药公司的一家子公司在美国上市了，上市当日涨了 60%。这家公司通过把一个治疗多发性骨髓瘤的 BCMA 靶点做成了 CAR-T，很有可能成为全球最有竞争力的公司，同时我们也看到有医药巨头买了其海外 50% 的权益进行合作开发。这是中国企业在美国资本市场得到认可的例子。

我们公司的背景比较国际化，包括我自己也有海外交流的背景，我希望自己的持仓股拿到全球可以和大家交流。现阶段，我们能全球销售的产品还很少，我们的用药结构也和海外有较大的差距，但是在越来越多的领域，中国公司的研发已经逐步赶上海外的步伐。我们发现在 2017 ~ 2019 年，国内 1 类生物制品临床受理号数量相较过去大幅上升，从平均数量上看是 2006 ~ 2016 年这个阶段的近 4 倍之多。这是下个阶段我们要去寻找的标的，投资于创新的大时代才刚刚开始。

朱昂：你觉得这个大时代的红利来自哪里？

方钰涵：这个红利的根本还是人。过去二三十年，中国大概有500万出国的留学生，根据我们的统计，大约有300万人已经回国。这一批海外留学生在国外都是非常优秀的，在许多领域都是顶尖的专家。更重要的是，他们也具备了海外对创新的追求精神。像在美国的硅谷和人交流，你会发现只要大家觉得这个想法特别好，马上就会去执行，并没有去想这个东西能不能赚钱，能给多少估值。

这一批人能够把美国的创新精神和中国人的勤奋结合在一起，这个结合绝对会比单一的美国企业或者中国企业更牛。很幸运的是，医药行业又是一个供需两端都无国界的行业，能够实现glocal的资源流通和价值创造。

我们公司有一个内部自创的基金，专门去投资那些具有glocal价值创造属性的企业。在2018年的时候，我们就很兴奋地看到港交所已允许未盈利的生物医药企业上市，相当于把一个全新的物种注入港股市场。而良好的资本市场支持又是医药创新的助推器，在未来源源不断地支持研发投入，这是一个时代的开端。于是我们设计了能够投资于这类生物医药企业的QDII基金，目前我们管理的这只产品也是市场上唯一专注于医药行业glocal投资机会的基金。

朱昂：你很看好生物药在中国的未来？

方钰涵：目前生物药在中国的渗透率极低。PD-1刚获得审批，其他品种的海外生物药也刚放进来。海外一个单抗能卖200亿美元，而2018年中国最大的单抗才卖30多亿元人民币。在中国，单抗只占生物用药的5%，但是在美国占比在50%以上。预计未来10年肿瘤免疫治疗的行业复合增速能达到 60% 以上，对应的行业规模增长有上百倍。

超额收益来源是获取很多的收益倍数

朱昂：在组合构建中，你如何看集中度的问题？

方钰涵：关于组合集中度，通常的观点认为分散意味着降低风险，但集中可能带来更高的回报，这样的角度可能不够全面。我认为最理想的情况是"行业分散 + 个股分散"，但这非常难做到，因为个股分散的前提是对大量公司都有深度研究。如果真的花了很多时间，对于大量公司的基本面都很有信心，那么持有 50 家公司的隐含风险一定低于持有 30 家公司。但是这个工作强度、对每一家公司的理解深度，都要达到非常理想的状态。

次优的选择是"行业分散 + 个股集中"，个股集中能够提升投资的胜率。在自己有限的公司认知力上，不要盲目分散，而要把精力集中在做过深度研究的公司上。

朱昂：你的超额收益来源是什么？

方钰涵：首先是选择有超额收益的行业，其次是能创造超额收益的企业家和组织，这应该是我和其他基金经理不同的点。超额收益基于企业内在价值的成倍数增长，分享企业爆发式创造价值的过程。

国际化背景挖掘全球本土化投资机会

朱昂：在你的投资生涯中有什么飞跃点？

方钰涵： 2018 年，我萌生了投资"中国故事"、本土市场＋海外技术的想法，并且得到了公司所有部门的大力支持，我非常感恩，可以说这是我短暂职业生涯的飞跃点。要把一只小微基金转型做成现在的产品，流程比较麻烦，涉及多部门的报批。但当时我认为这是很好的想法，能够争取为持有人赚钱，并将这个想法实现了。在之后短暂的践行过程中，我得到了很多成长，也发现了自己更多的可能性，能够承担起更多的责任，这算是我职业道路上的一个很重要的转折点。

朱昂：作为新人，为什么会有这么强的信念能把自己的想法实现？

方钰涵： 这与个人经历和特质有关，海外留学的背景让我对新的东西具有更高的敏锐度。曾经一家海外基金公司的资深人力资源专家为我们做过克利夫顿优势识别器测试，在几十个人中，只有我在"前瞻"这项特质上特别突出。虽然这项测试不一定真的有效，但是我自身对创新赛道、新型组织的研究有着极大的兴趣和热情，公司也给了很大的支持，算是天时地利人和，我本身也只是做好了自己能做的事情。

***

方钰涵作为一名出色的"海归"，既有中国人身上的勤奋刻苦，也有西方人身上的创新精神。方钰涵属于为数不多的用海外视角来比对衡量国内企业的基金经理，从某些层面上来讲，她比其他基金经理掌握了更多的第一手信息。同样，方钰涵的超额收益来源也和常人不同，她个人对企业家精神和企业文化相当看重。在追求高收益率的同时，方钰涵对她的基金的回撤率也有着很高的要求，所有的不确定性在她这里都是行不通的，而这个自我要求和她突出的前瞻能力密切相关。

投资理念与观点

▶ 我在投资上追求的是能够爆发且持续增长的企业。

▶ 两个重要的选股特点：① 行业增长特别快，有爆发力；② 竞争格局有保护。

▶ 决定量的有两个因素，第一是这个产品的渗透率或者行业渗透率，第二是这个企业的市占率。

▶ 立足当下的中国，我看好全球本土化的投资机会……这是目前时代赋予我们非常特殊的投资机会，分布在医药行业的各个细分领域。

▶ 我相信生意的本质是人，尤其在中国本土，人是一家企业很重要的资源，对于企业价值有着很大的影响。

▶ 预计未来 10 年肿瘤免疫治疗的行业复合增速能达到 60% 以上，对应的行业规模增长有上百倍。

▶ 投资，抛开所有的行业，核心就是三个元素：胜率、赔率、时间。

第 3 章

要买符合长期主要矛盾的公司

访谈对象：李佳存

访谈日期：2020 年 5 月 15 日

　　认识李佳存要回溯到 2010 年了，当时我们都刚刚入行。今天，他已经是一个优秀的基金经理，不变的还是他稳健踏实的性格。李佳存大学读的是医药专业，如果不做基金经理，他应该会去做医药行业的研究。他觉得自己一毕业就能加入医药行业研究这个细分领域，是一件非常幸运的事情。这个行业能够创造很大的价值，他非常喜欢。他管理的基金自 2015 年 1 月 30 日成立至 2020 年 10 月 10 日，5 年多的收益率是 195.80%。李佳存喜欢投资有成长确定性的公司，他会用定量指标对成长空间、护城河、成长质量等因素进行筛选。他每一笔买入，都用持有 5 年的维度来看，对于静态的市盈率并不太在意，只要有成长确定性，就能消化估值。

　　喜欢投资 1 到 N 的李佳存，并不会只买白马股。他认为投资应该基于扎实的自下而上的研究，和公司的标签没有关系，如果找到长期增长确定的公司，即使是黑马也可重仓。前些年他曾经重仓过一只医药大牛股，是较早买入的基金经理，这只股票至今已经上涨了 4 ~ 5 倍。

李佳存的投资框架比较偏向成长股，在选股中按照他自己的优先级依次考虑：成长空间、竞争优势（护城河）、成长质量、管理层、估值。估值在李佳存的选股中不是特别重要的考量因素。他和大部分成长股基金经理不同的是，他会比较偏重定量指标的验证。

比如说成长空间，他会看公司过去三年的收入和利润增速是不是在 20% 以上。如果一个公司自己说空间很大，但是在定量数据中没有看到收入和利润高速增长，那就会让他质疑这个公司是否真有那么大的成长空间。必须有历史数据证明公司过去已经实现了比较快的业绩增长。或者说，李佳存会比较偏向买一些从业绩数据上看有"好孩子"特征的公司。

再比如说看公司的核心竞争优势或者壁垒，他会去看一个公司的毛利率、净利率和 ROE 三个指标，挑选出财务指标持续超越行业平均水平的公司。能维持高盈利能力，才真正体现出一个公司具有壁垒。

还有看一个公司的研发能力，李佳存会把公司过去 5 年研发投入的占比列一下，用历史数据来做验证。对于他投资的公司，他也很看重每一个季报的业绩数据研究。如果业绩低于预期，李佳存会去看公司的投资逻辑是否遭到破坏。一旦投资逻辑被破坏，他就会坚决卖出。

所以李佳存和大部分基金经理的不同点是，非常注重定量数据的验证，通过定性和定量的结合，来筛选出好的成长股。

定量验证的成长股投资

朱昂：你提到具有成长空间的公司必须在过去三年收入和利润增速超过 20%，那么有些公司空间挺大，但业绩还没有释放出来，反过来有些公司空间不大，但由于竞争格局改善导致利润和收入增长比较快，你怎么看这个问题？

李佳存：这个问题牵涉到两种类型的公司。我把增长不快的行业归为传统行业，我们目前绝大多数的公司都落到传统行业了。高增长在传统行业里面已经很难实现了。我是 2008 年入行的，当时医药行业是最早推出 4 万亿刺激政策的，将整个医保覆盖率从 70% 多一下子提高到 99%，直接导致医药行业 2009 ~ 2011 年保持了 20% 以上的行业增速。

2011 年之后，由于医药政策转向了控费降价，行业增速开始下滑，今天整个医药行业的增速降到了 5% ~ 8%，已经变成了一个传统行业。在从增量经济转向存量经济的变迁中，投资方法也会出现变化。在行业增速高达 20% 以上的时候，我们更加喜欢小市值公司，它们更容易实现高于行业的增速。在行业增速到了个位数后，我们更愿意选择龙头公司。

更重要的是，增量经济转向存量经济，最确定的并非高增长，而是强者恒强、龙头胜出。选择弹性高的小公司，不如选择成长确定性高的公司。在传统行业选择公司，我更加关注确定性。

还有一种类型的公司，可能处在成长的早期，产品刚刚出来，还没有体现在业绩的增长上，这种从 0 到 1 的成长股，我不是特别偏好。投资这种公司的不确定性很高，很难把握产品是否能获得成功。

我们拿医药里面的创新药公司为例，从股价炒作模型来看，大家更愿意去投二期临床的那一段。因为在新药研发阶段，二期临床到三期临床是成功概率跃升的一段。这一段更多是赚竞争对手的钱，我买这个公司未来是想找办法卖给竞争对手。我个人不是很喜欢去赚这种偏向博弈的钱。

我自己比较喜欢赚业绩确定性成长的钱。在做研究员的时候，我听过一个关于美股股价涨跌因素的培训。如果是一年维度的涨跌，只有 20% 归因于业绩增长，80% 归因于估值波动。但是拉长到五年维度，业绩增长占到 80%，估值波动影响只有 20%。

业绩增长对于行业研究员出身的基金经理更容易把握。市盈率波动这个事情，其实很难把握，更多是一种博弈。我更愿意把时间维度拉长，和公司去赚业绩成长的钱。

成长股也进入强者恒强时代

朱昂：A 股中业绩能够持续成长的公司并不多，你是如何找到能持续成长的公司的？

李佳存：我们需要明白 A 股投资已经进入了新的时代。过去大家认为 A 股市场比较喜欢炒作，都喜欢去买"讲故事"的公司，而不是买真成长。这和宏观经济所处的阶段有关。在经济高速发展的阶段，小市值的公司更容易提供股价弹性。

今天中国经济开始进入个位数增长的时代，真成长的公司会越来越受到关注。这些公司具有成长确定性高的特征，确定性的重要程度越来越高。投资关注的主要矛盾已经发生变化。

再从资金面的角度看，过去市场的投资者主要是个人投资者，资金性质偏向短期的博弈。过去几年随着外资加速进入 A 股，资金结构发生了变化，长线资金占比越来越高。未来看，长线投资者比重会越来越高，市场的主要矛盾已经改变。

经济增长模型改变后，能够持续成长的公司数量并不少。我做的成长股投资，也不是业绩增速越快越好，成长的可持续性和稳定性更重要。前面提到我根据公司的收入和业绩增长做筛选，过去我会按照业绩增速从高到低对公司进行排序，但是今天我会加入一个市值指标，可能市值在 50 亿元以下的公司我就不看了。并且，我会去研究这些公司成长的可持续性，看高增速是否能持续。这背后涉及对于公司成长质量的深入研究。比如说前面提到对于一个公司 ROE 的判断，我倾向于找到 ROE 比较高，而且历史上看比较稳定的公司。

朱昂：你提到 ROE 比较高，怎么判断一个公司的 ROE 是否能维持？

李佳存：投资是定性和定量分析的结合，我除了通过定性的判断去做自下而上的公司壁垒研究，也会做大量定量的比较。从历史数据的回溯看，假设一个公司的 ROE 始终比其竞争对手高，那就验证了公司具有一定的壁垒。我最喜欢的是，一个公司的业绩增速和 ROE 都很高，说明这个公司的成长质量很好，壁垒很高。

举一个例子。2008 年我刚入行时，某医药龙头公司市值很大。在 2009 ~ 2011 年行业增速为 20% 左右的时候，这家公司的收入和利润增速也是 20% 左右。今天，行业进入个位数增长的时代，这家公司的收入增速比 2009 ~ 2011 年更高。这说明，成长股背后不一定是小市值公司，规模小不等同于弹性大。

用持有 5 年的眼光做投资

朱昂：过去几年你管理的基金产品取得了比较大的超额收益，能否简单复盘一下，说说这些超额收益是怎么取得的？

李佳存：简单说一下我的投资心路。我是在 2015 年牛市开始做基金经理的，一开始无知者无畏，所有的钱都想赚。基金在 2015 年上半年表现得也很好，净值很快就翻倍了。后面就遇到了 2015 年下半年的大幅调整和 2016 年初的熔断。可以说，在一开始做投资的大半年里，我一直在市场中不断学习和反思。

让我印象比较深的是 2016 年初的熔断。因为 2015 年底时手里拿了精准医疗领域的公司，这些公司在当时还是更加偏向主题投资多一些。在熔断期间，我发现这些空间看上去很大但还没有业绩兑现的主题投资公司，都普遍下跌了 30% 左右。相反，医疗行业中业绩增长很确定的公司，当时股价还是上涨的。这个事情对我的触动很大。

进入 2017 年，我的成长股投资框架在经历市场的牛熊后，已经逐渐成熟了。在此期间，我对估值体系进行了比较大的改进。在过去，我比较喜欢用 PEG 对公司估值，一个业绩增长在 30% 左右的公司，可能就是 30 ~ 50 倍的估值。2017 年，我开始思考如何更加科学地对一个公司的长期价值进行定价。我开始更加重视一个公司成长的确定性，用更长远的眼光去做未来现金流的折现。

2017 年是 A 股市场比较大的一个转折点。从宏观层面看，经济从增量时代进入存量时代，许多行业都从高增长向低增长切换。从投资者结构看，外资加速流入后，市场上的长期资金占比提高。这两个变化都指向了用更长期的眼光看公司价值，成长的确定性比公司一两年的短期增速要重要很多。

从那时候开始，我在买入公司时，会用持有 3 ～ 5 年的眼光去看公司价值。我会想，持有 3 ～ 5 年之后，这个公司对应的市场空间是否依然足够大，公司的竞争壁垒是否和今天一样强，公司的基本面会发生什么样的变化。在想明白公司的长期价值后，再来看今天的价格是否合理。

朱昂：从 2017 年开始，你的公司定价模式变得更看重长期，所以在一开始提到的框架中，你把静态估值放在最次要的位置？

李佳存：我们发现，一些静态估值比较贵的公司，在过去几年取得了很高的超额收益，背后和公司对应的市场空间、竞争壁垒、长期增长的确定性相关。比如说某医药股的公司，过去几年股价涨幅在 100% 以上，而医药指数是没怎么涨的。这家公司的估值模型就变成了基于其未来创新药管线的估值方式，不是简单去看静态估值。

另一个例子是某医疗保健企业，该企业长期保持 30% ～ 40% 的业绩增长，静态估值已经到了 100 多倍。我们同样用比较长的眼光来看，3 ～ 5 年的时间这家公司的市占率更高，竞争力依然很强。

我过去无法接受如此高的估值溢价率，因此错过了一些好公司。但我自己一直在思考，如何找到下一批这样类型的公司：具有长期成长竞争力，业绩增速确定性强，而且 3 ～ 5 年后看，市场空间依然较大。

买入基于研究，而非标签

朱昂：说到组合，我看到你的组合里面不全是大白马公司。

李佳存：的确，事实上我组合里面还有一些自己比较早挖掘的黑马公司。我喜欢的是符合我标准的公司，并不是特别在意这个公司的"标签"。从公开数据中可以看到，在我的重仓股中有一个做医疗器械的公司。这个公司我较早就买入了，当时大家对这个公司的关注度还不高。

这个公司也是按照我的标准，根据收入和利润增速、毛利率和ROE水平等定量指标筛选出来的。这个公司的产品疗效和安全性比国际通行技术水平要好。当时市场也有一定分歧，因为其产品具有一定的中国特色。当时我做了很多调研，包括同医生和患者交流。这个公司的产品和传统药品不同，传统药品是服务医生的，因为医生有很大的决定权，而这个公司的产品更偏向患者，因为用了以后需要一直使用下去。大家对于产品的评价都很不错。

这个公司我持有了 3 年，股价涨了好几倍，今天也从一个当年的黑马逐渐变成了白马，大家也开始理解这个公司产品的竞争力。

朱昂：你持有一个公司较长时间的逻辑是什么？

李佳存：从方法论角度来说，我要赚业绩成长的钱，如果一个公司我不愿意拿 5 年，那么从一开始就不会去投。短期 1 年的波动是由估值变化主导的，这部分钱我并不想去赚。所以我一般看准一个公司，只要投资逻辑没有被破坏，就会长期持有。

朱昂：你在构建组合时，会关注白马和黑马的比例吗？

李佳存：我不会去贴标签，刻意去买白马或者黑马。在我看来，个股选择最重要的是增长确定性。有些大家眼中的黑马，如果我能够通过深度研究理解这家公司长期增长的确定性，那么我就能配置很大的仓位。我不会提前设定，这是一个白马我要多买一些，那是一个黑马我要少买一些。

前面提到的那家医疗器械类公司，成长模式完全取决于自己，对我来说，如果这就是一家成长确定性强、增速快、空间还很大的公司，那我自然就将它配置为一个很高比例的重仓股。

我不会刻意和市场站在一起，也不会刻意站在市场的对立面。我买入一家公司，核心并不是市场给它贴的标签，而是我对这个公司成长确定性的判断。

理解长期主要矛盾的变化

朱昂：你的许多重仓股持有时间都很长，那么在投资的时候，除了自下而上看公司的成长性，会不会也自上而下关注细分行业的变化？

李佳存：我是比较看重行业的，不是纯粹自下而上选股，也会有自上而下大的投资方向。这个投资方向，不是按照一个个细分子行业做区分，而是理解一些长期主要矛盾的变化。既然我们投资时，买入一个公司是希望持有 5 年，那么我们一定希望这个公司是符合长期主要矛盾的。

我们拿医药行业为例，过去几年最大的变化来自人口老龄化的加速，这使得行业的主要矛盾是无限需求和有限医保资金供给之间的矛盾。这也导致医保工作的主要任务就是控费降价，尤其是 2018 年国家医疗保障局成立以后，这个逻辑演绎到了极致。2018 年底，国家医疗保障局出台了第一批带量采购的政策，使得仿制药价格跌幅达到 50%。

从那个时候开始，我的医药组合选股就围绕这个主要矛盾来做。什么样的子行业或者公司不在降价控费范围内，我就会去关注。最后细化成三条投资线索：①消费者买单而不是国家医疗保障局买单的创新药；②能够自主定价的保健类品种；③不在医疗保障局定价范围内的医疗服务；④改变药品定价问题的药店。

朱昂：能否谈谈你是如何拓展能力圈的？

李佳存：我在医药行业的研究和投资经验很多，此前做研究员的时候也研究过 TMT 行业，所以创新成长股的这两大领域都有涉足。投资中的能力圈更多来自对于方法的把握，许多成长股的收益来源是类似的。

长期来看，我看好具有创新能力的公司，通过产品创新或者服务创新来获得持续稳定的增长。这里面创新固然重要，但最本质的是要落实到增长。我希望去找到那些能持续 5 年维持稳健增长的公司。

平台支持也很重要，我们的研究团队很强大，分为几个大组，在公司投研体系的配合下，能够帮助我扩大投资的能力圈。

朱昂：在你的成长过程中，有什么事情的发生对你产生了质的影响？

李佳存： 2017 年外资加速流入 A 股市场，对我的影响很大，让我明白如何通过长期视角去研究一个好公司。我觉得 A 股市场的分水岭是 2017 年，前后的投资者结构变化很大。过去我们经常用 PEG 做投资，忽视了长期业绩增长的确定性，过于看重短期的速度。2017 年之后市场的估值体系变得更加成熟，会用长期视角去看公司的定价。

朱昂：你如何保持学习，让自己的认知能够与时俱进？

李佳存： 我是一个既坚持自己，又不断怀疑否定自己的综合体。我会定期去做股票的复盘，研究过去一个月市场表现最好的前 10% 的股票。如果里面有一些我不认可的股票，我会去反思市场的认知在什么地方，我的认知又是什么，我们的差距在哪里。我会尝试去理解大家交易背后的原因是什么，如果是我自己的逻辑有问题，我会及时对自己的认知进行纠偏。

我也会对自己的持仓做纪律性止损，这个在相对收益基金经理里面很少。如果一只股票我亏了 15%，我可能会先选择卖掉，反思为什么市场的交易和自己的判断是相反的。这种做法也能规避系统性风险。如果我连续止损了三只以上个股，就可能是市场出现了系统性风险。你连续错了三次，说明市场估值体系有变化。

***

李佳存的投资框架有两点值得我们学习：首先，他比较好地用到量化指标做筛选，把不符合 ROE 标准的企业都过滤掉。考虑到 A 股上市公司的数量越来越多，现在是 4000 多家了，未来可能很快会到 5000 家以上，再一家家去"翻石头"的效率就会比较低。其次，李佳存不会给公司贴标签，组合里面不会刻意去控制黑马股和白马股的比例，更多是依据公司的成长性。事实上，在 2020 年我们也看到李佳存重仓了一只医疗服务领域的十倍股。

投资理念与观点

▶ 我听过一个关于美股股价涨跌因素的培训。如果是一年维度的涨跌，只有 20% 归因于业绩增长，80% 归因于估值波动。但是拉长到五年维度，业绩增长占到 80%，估值波动影响只有 20%。

▶ 我喜欢的是符合我标准的公司，并不是特别在意这个公司的"标签"。

▶ 长期来看，我看好具有创新能力的公司，通过产品创新或者服务创新来获得持续稳定的增长。

| 第 4 章 |

左侧投资带来超额收益

访谈对象：葛晨

访谈日期：2020 年 5 月 24 日

葛晨是 2003 级本科生，2012 年才研究生毕业，中间花了 9 年的时间。刚读大学时，他学的专业是新闻，由于对生物特别喜欢，他就花了 1 年时间转系。从文科专业转向理科专业，葛晨被迫降了一级，2008 年才毕业。毕业之后，他去陕西做了一年西部计划志愿者。回来又读了 3 年动物行为学，2012 年研究生毕业。许多 2012 年研究生毕业和他一起入职的同事，本科都是 2005 级甚至 2006 级的。

2010 ~ 2011 年，葛晨读研二的时候，还去了南京大学 – 约翰斯霍普金斯大学中美文化研究中心，所以他比较喜欢想问题，考虑的东西比较多，想明白了以后也敢去执行，换句话说就是爱折腾。葛晨研究生学的是动物行为学，不在实验室待着，他当时要在盐城滩涂的保护区获取数据，每天都在保护区看鸟，听起来比较诗情画意，做起来其实挺苦的。在研二的时候，葛晨开始思考自己真正想要做什么样的工作，在咨询了他的许多师兄、师姐的建议后，综合各方面考虑，他最后选择进入了资产管理行业。

葛晨运用一套自上而下和自下而上相结合的方式。自上而下，他把握三条符合未来时代方向的主线：医保控费调结构、医疗可选消费以及中国医药制造的竞争优势。自下而上，他偏好做一部分左侧交易。左侧交易是葛晨超额收益的主要来源。他认为，组合不应该有过大的偏离度，否则容易因为压力造成动作变形。左侧投资的核心是深度研究，必须要比市场领先，并且客观倾听市场的声音。葛晨从 2018 年 4 月 9 日开始管理的医疗保健行业混合基金，截止到 2020 年 10 月 10 日已经取得了 138.43% 的收益。

在过去一年多的时间里，葛晨也独家挖掘了多只 A 股医药板块的大牛股，比如说某眼药公司。我们认为，他是一位选股能力极强、能够独立思考、做深度研究的医药基金经理。

葛晨觉得，用最朴素的眼光看，投资就是让资产保值、增值。对于基金经理来说，投资是一门手艺，靠这门手艺来吃饭。基金经理要做的是多做积累，随着时间的推移，让自己的积淀更厚一些，让自己的手艺更精进。

葛晨是医药行业出身的基金经理，医药行业的细分子行业特别多，背后的驱动力很多元，做医药行业投资就像做一个小的全市场基金。比如，创新药类似于科技，医药行业里的原料药和中间体类似于化工，药店和医疗服务类似于商贸服务，品牌 OTC 类似于消费品。在全市场里面遇到的行业驱动力，在医药行业里面都会遇到。葛晨的团队会找到不同医药子行业背后的驱动力，然后观察在经济发展趋势背后哪些驱动因素占上风，从这里面自上而下筛选出最好的行业，最后从这些最好的行业里面挑选出最有竞争力、估值也合理的公司。

此外，葛晨还会做一些横向跨行业投资机会的筛选。这和公司内部的投研文化有关。2012 年葛晨这一批通过校招入职的研究员有 10 个人，目前有 8 个人在公司做基金经理。大家都是一起成长起来的，信任度很深，会一起讨论分享各自行业的投资机会。

葛晨有个看农业出身的基金经理同事，在 2018 年底的时候告诉葛晨猪瘟很厉害，于是葛晨就跟他的同事一起做了产业链调研，发现猪瘟确实超预期。回来以后，葛晨就思考有什么医药公司会受益于猪瘟暴发。当时就发现有一种药叫肝素，需要从猪的小肠里面提取，这个产品的下游需求非常刚性。那么从供需结构看，如果猪瘟暴发，肝素的供给量会下降，会导致肝素原料药价格暴涨。于是他就买了一家肝素库存比较多的原料药公司。2020 年初，看计算机出身的基金经理告诉葛晨，因为疫情的影响，线上化应用增长很快。葛晨的团队就发现线上互联网医疗的用户流量增长非常快，于是布局了一些互联网医疗公司。这种跨行业、交叉性的机会，也是葛晨个股选择的一个来源。

通过跨行业获得投资线索

朱昂： 你不仅研究医药领域，还会去看一些其他行业，做一些商业模式的对比。这是为什么？

葛晨： 我和公司里面其他研究员出身的基金经理每天都会交流。理解全市场资金的流向和投资逻辑，对于投资医药是非常有利的。你光看这一个行业，就只能理解这一个行业的内在逻辑，没有不同行业之间的比较。比如说当市场偏向消费板块的时候，医药里面许多有消费属性的公司也会跟着一起涨。这时候，可能并没有行业内的数据来支撑这些公司的表现，而是市场有一个更大的逻辑支撑这些驱动力相同的公司。

自上而下基于驱动力去划分投资主线

朱昂： 医药行业是非常自下而上的行业，你在投资中会不会做一些自上而下的判断？

葛晨： 我在医药行业中进行选股，非常依赖自上而下对行业发展主线的判断。我的个股选择会遵从三个主线，它们是行业未来发展的驱动力。

第一条主线，在健康需求不断增长的背景下，医保覆盖率到了顶峰，医保增速不会超过人均可支配收入，但是医疗需求是大幅超过人均可支配收入的。从欧美的发展看，健康消费占比一定会提升。医保钱不够，需求不断增长，医保支出必然要调结构。这里面海内外差距最大的是创新药，中国创新药医保占比 10% 左右，海外在 70% 左右，提升空间很大。

第二条主线，增量医疗需求中的医保外自费可选择的部分，我们定义为自费可选医疗消费。对这条主线，如果仅从子行业去划分，会失之偏颇。比如医疗服务里面有综合医院、专科医院，也有自费服务和医保服务；对医疗器械也有刚性的需求、非刚性的需求。我们以背后的驱动力来划分能更加清晰。像医疗器械里面的角膜塑形镜、医疗服务里面的眼科治疗，都属于近视控制的需求，也都不在医保目录里面，那么两者背后的驱动力就是一致的。

第三条主线，全球视角下的中国优势，比如工程师红利和产业链优势，具体如医疗设备、CRO[⊖]和 CDMO[⊖]行业等。

朱昂：落实到个股选择，你是如何做的？

葛晨：必须是在一个很好的行业，行业总体必须有增量，抢增量蛋糕的难度远比抢存量要小得多。行业赛道的坡要足够长。选好了行业后，再看公司的质地，比如财务状况、管理层、股东结构。估值会比较重要，但如果行业足够好，我们对估值的容忍度会比较高。

左侧投资与超额收益

朱昂：你管理的医药基金超额收益很大，在同类产品中排名也非常靠前，你觉得超额收益的来源是什么？

葛晨：超额收益有两个方面，第一个方面是战胜行业基准，这是

⊖　contract research organization，合同研究组织。一般也理解为医药研发外包。

⊖　contract development and manufacturing organization，合同研发生产组织。

我们主动管理基金经理最基础的目标。那么大方向不能错，不能站在行业长期发展趋势的对立面，方向选错了，跑得越快，错得越远。持股中有 50%～60% 放在方向正确的白马上，以确保跟住基准。

第二个方面是战胜同行，我在这一块的超额收益来自左侧投资。我的好奇心比较重，喜欢看一些新东西，更偏向于去挖掘一些别人还没有发现的价值。但是左侧投资需要更加深度的研究，因为面临的压力会比右侧买入更大。

朱昂：关于左侧投资，能否具体讲一些比较成功的案例？

葛晨： 案例还是有不少，比如前面讲到的肝素原料药就是一个。当时我和同事在做了养猪行业产业链调研后，对肝素的信心很强。然而我发现市场上其他人都不认同这个逻辑。我就对自己的研究进行了审慎的思考，发现并没有太大问题。2019 年 1 月中旬，低位买入了这家公司，并且赚了很丰厚的利润。事实上，最终这只股票的涨幅比我赚取的收益更大，但后面的逻辑已经不是肝素原料药的逻辑了，我没有研究清楚也就没有能够赚到这部分钱。

另一个是医药里面的一家眼药公司。在我前面提到的三大主线里面，有一条是自费可选医疗消费，其中一个细分领域就是眼科消费。当时我在研究另一家生产角膜塑形镜的公司，想看这家公司是否会面对产品替代的危险。我看了许多资料，发现原来世界上有一种眼药，可以达到控制近视进展的效果。又查了一下，发现这个药在海外做过一些非规范性临床，临床的量很大。然后就找到了 A 股的这家公司。当时公司的市值只有 16 亿元，每年的销售额有 5 亿～6 亿元，按照正常 15% 的利润率，能做到 7000 万～8000 万元的利润，估值是很便宜的。而且公司研发的眼药产品，根本没有包含在股价里面。我们就做了很多研究，访谈了大量专家。发现在国内最好的五官科医院中，使用眼药产品治疗近视的人数是使用角膜塑形镜的人数的 4 ~ 6 倍。这是一个很可怕的数字，因为当时角膜塑形镜的国内销售量已经达到了 180 万片，大概对应了百万级别的人群，那么这个眼药产品对应的潜在人群就是 400 万 ~ 600 万人。再按照一年 1000 元的客单价，对应的就是上百亿元销售额的市场空间。而且这个产品有一定消费属性，很容易产生非 OTC 药品市场不容易产生的品牌效应。早几年上市，获得客户忠诚度，就能把市场占住。我们在这家公司上也获得了很厚的利润。

最新的案例是，根据公开数据你能看到，我前十大重仓里面有许多医疗检验公司。通过深入研究，我觉得检验的机会是中长期的。目前来看，全球新冠肺炎疫情并没有那么快被控制住，国内防范输入性疫情的压力很大。接下来国内的工厂复工，学校开学，人群重新开始聚集，那么检验检测会变成一个常态化的事情。我们看到 4 月 18 日国家就提到要加大检查规模，扩大检测范围。这背后的预期差很大。

朱昂：你喜欢挖掘黑马，做左侧投资，那么在组合里会对黑马和白马做比例上的配置吗？

葛晨：这取决于胜率和赔率的综合考虑。我在 2018 年刚上手做基金经理的时候，当时因为对自己的研究很自信，买了一堆完全和别人不一样的品种，那时候的压力是非常大的。做了一段时间后，我理解了管理组合不完全是挖掘价值，还需要锚定市场，多去倾听市场的声音。市场是一个最后博弈出来的结果，这个结果有一定的合理性。在研究清楚的地方，可以坚持做左侧投资，在研究不清楚的领域，要倾听市场的声音。

倾听市场声音和左侧挖掘股票并不矛盾，核心是自己的研究深度足不足以让你有信心去跟大家不一样。

朱昂：你提到了胜率和赔率，两者之间你更偏好哪个？

葛晨：我更偏好赔率吧，最喜欢有一定向下安全边际、弹性又比较大的品种。像前面提到的眼药公司，一旦产品成功，向上的利润弹性会很大。同时这家公司当时市值只有 16 亿元，是医药公司中市值第二小的公司，仅次于一家铁定要退市的公司，向下的安全边际也很足。

朱昂：左侧投资要抵抗很大的压力，你怎么去抵抗压力？

葛晨：首先，在仓位上不能和主流偏离太大，需要一定的妥协。其次，对于左侧投资要非常慎重，投资决策的信心一定来自深度研究。当你跟市场交流的时候，发现自己的研究深度超越了别人，这会让你的信心不断加强。

检验行业是中长期机会

朱昂：你前面提到很看好检验这个行业，能否稍微展开讲讲你的长期看法？

葛晨：我认为检验行业的机会有三波，第一波已经结束了，就是 2020 年 2 ~ 3 月大家赶着时间拿批文的时候，那时候基本上是炒主题阶段，谁先拿到注册证谁就先炒一波。

第二波是比拼产能的机会。一个是全球检测试剂的产能，由于全球各国都要买大量的检测试剂以备不时之需，谁能在短时间里面生产最多的检测试剂，谁就能赚最多的钱。这就不是主题了，而是实实在在的利润。可能一批公司的业绩都会很好。另一个是检测的时候，不仅需要试剂，还需要相应的仪器。我们会看到后面的检测通量会提起来，否则有了试剂也没有用。谁可以短期把通量扩到最大，谁就可以赚最多的钱。

第三波机会在常态化检测。常态化检测需要的不仅是核酸，还需要抗体的检测。这里面核酸试剂的壁垒很低，但是在抗体尤其是化学发光的检测领域，仪器跟试剂是要配套的，竞争格局也更好一些。这里面的化学发光可能会有长期机会。

朱昂：在你 2012 年入行至今不断攀登高峰的过程中，有什么飞跃点或者突变点吗？

葛晨： 从管钱开始，我的变化还是挺大的。前面也介绍了，一开始管钱的时候，因为我是研究员出身，总觉得自己的研究很厉害，买了一堆别人都没有的品种，最后就算有一些品种兑现了，中间的压力也会导致根本无法持有到兑现。可以说刚开始做投资的时候，吃的教训比较多，学的也比较多。

后来我逐渐明白，要倾听市场的声音，不能和大部分偏差太远。2019 年我通过一些自己独家挖掘的左侧交易，得到了比较好的正反馈，明白了深度研究还是能够有很明显的超额收益的。

再到今年，管理规模大幅增长之后，发现过去底部挖掘个股的做法，给我的净值带来的收益空间比较小了，也开始做一些调整。开始从左侧挖掘个股性机会转向挖掘板块性机会。

朱昂：最后一个问题，有没有想过，如果不做基金经理，你会做什么职业？

葛晨：其实我想去做高端定制化的导游，不是那种普通的带大家逛景点的导游，而是我带小朋友去认鸟、认动物，讲解这些动物的一举一动和它们的生活，而不是看书上冷冰冰的动物插画。其实这几年高端定制的导游服务挺多的，有专门的博物馆路线，就是去世界各地的博物馆深度游，介绍里面的文物。根据马斯洛的那个需求层次理论，你吃得饱、穿得暖，消费水平到了一定层次之后，这种高等级的精神方面的需求其实是越来越多的。BBC 为什么能拍出那么好的纪录片，也和国家的国民需求有关。我觉得中国发展到一定层次后，这方面的需求也会起来，如果不做投资的话，我会去做这方面的工作。

***

左侧投资带来的收益永远是最诱人的，但是完全去买市场不关注的冷门股，风险也很大。我们从与葛晨的访谈中看到，左侧投资和右侧投资可以互相结合。正如葛晨说的："左侧投资需要更加深度的研究，因为面临的压力会比右侧买入更大。"每个人都有自己投资的能力圈，在能力圈内，通过深度研究进行左侧投资，在能力圈外倾听市场的声音，不要为了逆向而逆向。医药行业是一个包罗万象的领域，左侧投资能带来组合弹性，右侧投资能提供组合的稳定性，两者结合或许是最好的方式。

投资理念与观点

▶ 左侧投资需要更加深度的研究，因为面临的压力会比右侧买入更大。

▶ 市场是一个最后博弈出来的结果，这个结果有一定的合理性。在研究清楚的地方，可以坚持做左侧投资，在研究不清楚的领域，要倾听市场的声音。

▶ 倾听市场声音和左侧挖掘股票并不矛盾，核心是自己的研究深度足不足以让你有信心去跟大家不一样。

▶ 我更偏好赔率吧，最喜欢有一定向下安全边际、弹性又比较大的品种。

▶ 投资决策的信心一定来自深度研究。

▶ 行业总体必须有增量，抢增量蛋糕的难度远比抢存量要小得多……估值会比较重要，但如果行业足够好，我们对估值的容忍度会比较高。

▶ 大方向不能错，不能站在行业长期发展趋势的对立面，方向选错了，跑得越快，错得越远。持股中有 50% ~ 60% 放在方向正确的白马上，以确保跟住基准。

第 5 章

找到投资中 "顺手可以摘的果子"

访谈对象：匡伟

访谈日期：2020 年 5 月 6 日

  匡伟是笔者相识多年的老友，有幸见证他从一名优秀的医药研究员，一路成长为看重企业质量的价值风格基金经理。了解匡伟的人都知道，他对于投资的追求十分纯粹，喜欢那些能够长期为社会和股东创造价值的企业；同时，匡伟也非常看重管理层的质地，坚持与优秀的人为伍。

  在投资风格上，匡伟属于典型的 "自下而上" 选手，注重对优质企业的筛选，偏好竞争格局有改善的行业，希望在成长可持续性较高的企业中获取稳健的投资收益。在行业配置上，匡伟会适当进行分散，避免单一风格因子或行业因子过多暴露给组合带来伤害。在历史业绩上，我们能明显地看到匡伟在弱市中呈现出了较强的防守能力，以及在震荡市中较好的获取超额收益的能力。

  通过几年的细细摸索，匡伟构建了一套自下而上的个股选择框架，自上而下的因素变得越来越少。他会在行业上进行适当分散，来降低组合的相关性，从而实现降低波动的效果。匡伟的投资目标是追求稳定的收益，无论牛熊都力争取得超额收益。

自下而上的好处是，能自然而然地把景气度向上或者低估值的品种挖掘出来，同时规避掉一些宏观层面的风险。比如说那些景气度较差或者估值有瑕疵的公司，在他这种自下而上的选股框架中，自然无法进入组合。在市场泡沫比较大的时候，自下而上也无法筛选到符合匡伟标准的公司进入组合，这时他的整体仓位自然会降低。

具体到个股筛选，匡伟主要看重3个要素：①管理层和公司治理结构；②行业竞争格局；③ROE和现金流。ROE决定了公司运营能力的强弱，现金流决定了公司能不能将运营能力转化为口袋里的利润。有些公司ROE很高，但无法转换成股东的收益，这种公司就不是他想要的。

价值投资的本质是现金流折现，这是分析公司最底层的出发点，其他模型都是在这个框架上演化而来的。匡伟的研究都是基于公司能否赚取现金流，以及现金流能否落到股东口袋里进行的。这也是为什么管理层和公司治理结构被他放在第一位的原因，如果治理结构不好，上市公司把钱掏空，不给股东分红，那么就不值得持有。

巴菲特说要找长长的坡、厚厚的雪。通常的理解是，要找行业空间足够大、商业模式足够好的公司，但匡伟觉得，"长长的坡"还包含另外两层含义：第一，所投资公司未来市场份额的提升空间足够大；第二，所投资公司未来盈利能力的提升空间足够大。

偏好市场份额能持续提升的行业龙头

朱昂：你的投资目标是什么？

匡伟：我希望给投资者提供比较稳定的收益，力争把未来的超额收益做到最大化。不仅在市场上涨的时候能够跟得上，而且在市场下跌的时候也能控制回撤。我不追求极致的业绩排名，比如短期要冲到行业前 10%，我的目标就是每年都可以维持在全市场前 30% 的水平。

对收益率的目标也是如此，不求创造快速翻倍的奇迹，但求在低回撤的基础上描绘稳健向上的收益曲线，比如力争做到三年复合收益率为 50%，五年复合收益率为 100%。我做投资的时候也是严格用这一收益率目标来约束自己的。当然，我也会考察公司的风险项，所有市场参与者都希望只获得收益且不承担风险，但在现实投资中这是不可能的。我在投资的时候会去思考，这些风险是否值得我去承担。

朱昂：你如何看待竞争格局？

匡伟：我非常喜欢竞争格局有改善的行业，因为这里面有些公司会出现确定性较高的市场份额扩张。中国市场很大，有些行业即便不增长，龙头公司也能通过竞争格局的优化把市场份额从 10% 提高到 50% 以上，这种公司在消费品领域尤其多。比如我们的调味品行业龙头，在酱油市场的市占率是 10%，横向对比国外的市场，日本、韩国、美国的调味品龙头在细分市场的市占率为 30% ~ 60%。

我们还发现，伴随着市占率的提高，有些公司的利润率也在提升，有不少公司的 ROE 也出现了大幅提升。所以，竞争格局改善，可能带来市场份额和盈利能力的双升。

如果一家公司有很大的市场空间，市占率提升空间也很大，盈利能力又能够提升，那么我认为这几乎是一个完美的投资机会。实际上这种完美的机会很难找，如果能兼顾其中的两条，也是不错的选择。

关于竞争格局，我会从行业的产业链角度出发，关注公司在不同链条里面的定价权。我发现在一个行业的产业链中，从最下游到最上游，利润分布是不均匀的，往往会有一个或者几个节点特别强。我们做投资力争要投到处在最强节点的公司。比如制造业中有些公司对上游也占款，对下游也占款，这种公司的竞争力就很强。

我买的股票，基本上很少会有细分行业排名前三以外的公司，大多数是第一名，第二名都很少，除非第二名和第一名的差距在缩小，我才会买第二名。这个差距不一定是财务差距，更多是竞争力的差距。

举一个反面的例子，我曾经很看好旅游酒店这个行业，当时行业第一名的公司在美国上市，第二名是一家 A 股的公司。因为当时我们管理的产品不能投资美股，我就买了这家排名第二的 A 股公司。最后的结果却是，第二名和第一名的差距越拉越大，而后面在追赶的公司和这家排名第二的公司的差距却在逐渐缩小，于是我就把这家公司卖掉了。

我觉得自己非常幸运，在一个非常好的时代做投资。我们发现一大批龙头公司的市占率都在10% ~ 20%，公司护城河很深，同时它们的追赶者又被甩得特别远。这种公司大概率能把市场份额提高，仅通过市占率提高就能带来2 ~ 3倍的上涨，再加上 GDP 本身还在增长，如果利润率再提升几个点，那么基本上持有 10 年就有望带来 10 倍的收益。关键是，这样的公司我们能找出一批。

投资中有许多"顺手可以摘的果子"

朱昂：所以你买公司是不是喜欢有比较确定的增长的那个阶段？

匡伟：我选择个股有一个特点，比较喜欢选择发展阶段为从 1 到 N 的公司，不太喜欢从 0 到 1 的公司。从 0 到 1 的公司，需要很深度的研究，这是风险投资应该做的事情。比如前一段时间的 MCN 网红带货，对我们而言是一个新鲜事，我不确定这些公司能不能成功，要投入大量的精力去研究，而且未必能得到准确的结果。

从 1 到 N 的机会，是投资行业中"顺手可以摘的果子"，你不用踮脚，这个果子就在你面前。好的投资方法往往技术难度不大，也很简单。我在投资中把确定性放在第一位，而不是弹性。

朱昂：那么你怎么找到这些有确定性的机会？

匡伟：我会从行业的特征和生命周期出发，有些行业从 1 到 N 的机会比较多，比如说消费、金融、医药等；有些行业从 0 到 1 的机会比较多，比如说科技创新。我会特别关注行业渗透率，一旦渗透率突破了 10%，大概率就是比较确定的趋势了，而且这时候商业模式、产业链、消费者接受程度基本上都固定下来了。

在投资上，我对行业赛道的偏好度没有那么高。我认为不管是成长中的行业还是成熟行业都有投资机会，成长中的行业的投资机会往往来自行业本身的高速增长，成熟行业的投资机会往往来自龙头公司市场份额和盈利能力的提升，比如说白电行业，在行业成熟后，龙头公司的市占率还在提升，ROIC 更是提升了数倍。

有些行业即便空间没有那么大，但是如果市占率能保持稳步提升，也有很好的投资机会。相反，我们也看到过许多利润空间很大的行业，但是竞争格局一直不佳，那么这里面的利润最终无法实现。比如说啤酒行业的利润提升空间一直很大，但是国内啤酒行业的 ROE 和 ROIC 都呈现出下滑的趋势，虽然近三年有所回升，但始终处于偏低的水平。如果过去 10 年投资了这个行业，那么现在看回报率就不是很理想。

朱昂：你把公司的管理层和治理结构放在最重要的位置，但是评估管理层似乎更感性一些，你如何去评估管理层？

匡伟：针对不同的公司，评估管理层的角度不一样，我自己的做法是自下而上进行个例研究。首先，我会看股权结构，因为股权结构代表了背后的股东利益。有些公司的股权结构过于分散，没有股东主导，对公司的长期发展是不利的。比如说以前检测试剂 IVD 行业的老大有三个股东，每个人想法都不一样，后来就慢慢衰落了。也有一些公司通过股权改革，给了董事长或者主要管理层更多股权激励，这时候如果对企业家本身有一定信任，这些激励就能为经营带来更加持续的提升。

其次，我会看管理层的专注力。有些管理层非常专注于做一件事情，拉长时间来看，就会发现这种能够抵御短期诱惑的管理层，是可以带领公司迈向新台阶的。

最后，我会看股权质押率。有些公司股权质押率很高，在体外做了许多投资，这种公司我们就会尽量避免触碰。

还有一些公司，可能历史上做过一些坑害投资者的事情，这种公司我大概率也不会去投。相反，如果一家公司能持续吸引到优秀的人才，往往能说明管理层是愿意分享的，这种就属于比较好的公司。比如你看 A 股的眼科龙头企业，每年都有很优质的人才加入。

价值投资是最核心的道

朱昂：你最早是医药研究员出身，那么是如何逐步扩展能力圈的？

匡伟：医药是一个非常好的行业，里面有许多不同类型的商业模式。比如偏科技类的创新药公司、偏周期类的原料药公司，还有消费品公司、渠道类公司等。看了医药之后，对不同类型的商业模式都有了一定的深入理解。

投资中的许多道理本质上都是相通的。从价值投资的角度出发，我认为不同行业的投资本质没有大的区别，最终都是现金流折现的过程。我买一家公司，主要是看公司的价值，这是最根本的。当然，每个人对于价值的判断不一样，基金经理的价值在于能否对公司正确定价。

这里面一个是"道"，一个是"术"。价值投资是我投资的"道"，帮助我确定了从什么角度去看一家公司，这对于一个基金经理可能是最重要的点。"术"的层面，就是怎么理解不同的行业和公司。我的能力圈是从医药行业一步步向外扩展的，最早研究金融，理解了里面的保险和银行龙头；然后研究食品饮料，理解了里面的白酒、调味品、小食品等；之后又逐步扩展到 TMT 的硬件和软件公司。

许多能力圈以外的钱，放弃也并不可惜。像 TMT 里面的芯片，我花了很多时间研究，但还是没有建立起足够强的能力圈，我只在自己的能力圈范围内投资。有人说，如果觉得行业好，可以把里面的公司都买一遍。但是我研究了美国网络股的历史数据发现，如果把行业里面的科技股都买一遍，最终的收益很平庸。也有人说，可以去抓行业的 Beta 行情，在高点兑现，但事实上，如果没有深度的认知和紧密的跟踪，这也是非常困难的。

对我来说，一方面要不断拓展行业的能力圈，另一方面在投资纪律上，恪守自己的信仰。

朱昂：你看了十年的医药，能否跟我们说说这个行业的大地图是怎么样的？

匡伟：我是 2015 年开始做投资的，之前一直是医药行业的分析师，而这个行业在我做投资之后，发生了翻天覆地的变化。2015 年之前，医药行业的公司都很小，市值没有超过 1000 亿元的，大部分公司只有一两个品种的产品，而且都是仿制药，当时创新药在中国非常少。

当时我做研究的时候，会把仿制药品种的市场空间和格局看一下，分析一下国内有多少患者，哪些公司的销售能力强，然后估算产品的未来空间，再对应到公司的动态估值。

今天，我们看到仿制药的时代已经过去，创新药的时代来临了，这和中国所处的经济发展阶段密不可分。在仿制药时代，医药公司市值普遍不大，很难在研发上进行比较大的投入，大家只能做仿制药。2015 年之后，发生了一个重大的变化，就是国家进行了新的药品审批制度的改革，药品审批时间大幅缩短，很多以前的问题也不存在了，这推动了创新药的发展。近几年，中国加快了与国际接轨的步伐，加入 ICH，实施 MAH 制度，这些都加速了创新药的发展。

在医保的改革中，仿制药的价值被大大砍掉了，创新药被纳入医保。以前一个药品纳入医保基本上需要三年以上的时间，现在一个药品昨天上市，今天就能纳入医保，这个过程变得越来越市场化了。

另外一个明显的变化是，有一大批具有创新性质的优质企业上市了。比如过去几年医疗器械领域就上市了一批优质的企业，它们在细分领域都有很强的竞争力。

朱昂：你前面提到 2015 年之后医药行业的变革，那么像今天 A 股的某制药龙头公司，你怎么看？

匡伟：从全球创新药市场来看，很多创意都是小型研发公司贡献的，它们先发现了靶点和先导化合物，然后卖给成熟的医药公司。但是，小公司有两个问题，第一是资金不够，第二是团队不完善。从最初发现靶点开始，到最后上市，是有很多环节的，小公司没有办法独立完成全部环节。

而这家制药龙头公司的团队很强，纵向上，可以从很早期的研发阶段一直做到药品上市；横向上，在很多领域都有布局，除了肿瘤药、麻醉，在精神病、糖尿病等领域都有产品在研发。更重要的是，这家公司的商业化能力很强，一旦药品上市，就能卖得很火。我曾经做过一项研究，发现同样的手术麻醉药品，这家公司的销售额是另外一家公司的 5 倍。

在国外，创新药做出来，最好的结果就是卖给这种销售能力极强的龙头公司，所以这家公司的长期竞争力是会不断提高的。而且公司非常专注，很早就把钱投入到研发中。公司管理层也非常专注，在发展过程中拒绝了许多短期的诱惑，一直在深耕自己熟悉的领域。

但有一点，这家公司的估值我认为有点"虚高"，因为研发全部费用化，没有一分钱资本化。国际市场的资本化比例是30%，如果按照国际化标准，这家公司的估值会比今天要低一些。

所以我们投公司，不是简单地看财务数据，还要看公司商业的本质是什么。

我认为中国医药行业未来会出现几家千亿美元市值的公司，最重要的原因是中国的人口。我们有14亿人口，欧美日加起来才和我们差不多，单国内市场就足够支撑3～5家千亿美元市值的公司。

朱昂：医药行业里面有一些有深度价值的公司，你怎么看这类公司？

匡伟：估值是否足够便宜，并非我考虑买入一家公司的因素，我认为更重要的是，公司的价值能否实现。有些公司很便宜，但是管理层有问题，难以出现经营上的拐点，这种低估值的公司我不会买。

我认为价值投资有两种，第一种是买入高质量的公司，享受公司成长带来的收益，事实上我绝大多数投资都是偏向这一类的，属于有质量的价值投资。第二种是深度价值投资，买入绝对被低估的公司，这类公司我很少买，除非有触发价值重估的催化剂，因为我觉得在中国很难实现深度价值。国外的资本能够在买入后影响管理层的行为，但在国内这是比较难的。况且，中国正处在一个很好的时代，有一大批优质的成长型公司，所以更适合做偏向高质量的价值投资。

知行合一是组合和世界的联结

朱昂：你怎么看待做左侧还是右侧的问题？

匡伟：我并不刻意从这个角度看问题，还是要回归到当我自下而上看公司价值的时候，股价处在什么位置。有些公司我之前并不熟悉，等我发现公司价值的时候已经涨了一段，但如果这个时候我认为公司的质地很好、上升空间很大，那即便是在右侧的位置我也会买入；有些公司我很熟悉，但是因为一些系统性风险跌下来了，到了比较便宜的位置，那么我也会做一些左侧。

朱昂：你在什么情况下会卖出一只股票？

匡伟：有三种情况会卖出股票：第一，我对这家公司评估错了；第二，公司价值出现了非常严重的高估，比如合理估值是 30 倍，但公司股价涨到了 70 倍以上；第三，我找到了更好的投资标的。

朱昂：你怎么看知行合一这个问题？

匡伟：我觉得知行合一最重要的是，时刻思考我们所处的时代趋势是什么。在这个时代趋势里面，我的组合有没有反映这个时代的特征。我经常会把自己的组合拿出来看一下，思考有没有和这个时代联结在一起。

我觉得组合是现实世界的一个映射，现实世界是条件，投资经理自己是一个逻辑，组合是结果。即输出条件、进入逻辑，最后输出一个投资结果。如果你的组合不能很好地反映现实世界的变化，这个组合就是有问题的，它应该要反映时代的变化，而时代的变化又需要基金经理去认识这个世界。有了认知还不够，还需要去执行，把认识到的点转变成组合，这就是我理解的投资层面的知行合一。

朱昂：你怎么看风险？是不是有管理层瑕疵的你都不太愿意投？

匡伟：也不完全是，有些瑕疵我是愿意接受的。关键是，我能够看清楚的瑕疵是什么、在哪里。我需要大概估计出这个瑕疵一旦爆发会产生什么样的影响。我觉得最大的风险是我们不知道的东西。有些公司我没有投，就是因为里面有一些我看不清、不知道的风险。

朱昂：如果不做基金经理你会做什么？

匡伟：这个问题真的没想过，我非常热爱投资，也觉得很幸运进入这个行业。我自己的性格是喜欢看不一样的风景，去发现生活中有趣的地方，比如看一部好电影、看一本好书，或者喝一杯好茶，最终对我的冲击都是差不多的。我觉得人生如果每天都是一样的，就没有什么意思。每天学习新的知识，感觉人生被拉长了。投资就是不断去学习新的东西，我们始终处于了解新鲜事物的状态，这种感觉是很快乐的。

朱昂：在你做投研这么长的时间里，有什么事情对你冲击很大，或者帮助很大？

匡伟：对我帮助最大的还是看书，比如霍华德·马克斯的书、查理·芒格的书，对我影响都很大。还有塔勒布的书，让我觉得很震撼，他的书讲到未来世界是概率分布，不是每一件事情都必然发生，我们要看到发生的事情，也要思考没有发生的事情。

只考虑现实的结果，不考虑没有实现的结果，是不合理的。因为那些没有发生的事情，本身也可能是结果的一部分。我常常用这个观点来安慰自己，有些股票错过了，但是回到那个原点，我可能还是判断不出来今天的结果。犯错也是投资中的一部分，是有一定概率发生的，所以投资一定要用方法和体系来控制，做大概率成功的决策。

＊＊＊

通过和匡伟的访谈，我觉得最大的启发是：投资那些顺手可以摘的果子。记得多年前看过一个篮球广告，大意是说：两分就是两分，无论是上篮、扣篮，还是难度很大的跳投。投资也是如此，我们获得的收益和"难度系数"无关，没有必要去做"高难度动作"。匡伟认为，随着竞争格局的改善，能找到一批市场份额会提高的公司，这些投资机会其实难度并不大，收益率的确定性很高。我们往往可以"借力打力"，摘掉我们眼前的"果子"，让市场告诉我们哪一家公司有上升空间。

投资理念与观点

▶ 我买的股票，基本上很少会有细分行业排名前三以外的公司，大多数是第一名，第二名都很少。

▶ 如果一家公司有很大的市场空间，市占率提升空间也很大，盈利能力又能够提升，那么我认为这几乎是一个完美的投资机会。实际上这种完美的机会很难找，如果能兼顾其中的两条，也是不错的选择。

▶ 中国医药行业未来会出现几家千亿美元市值的公司，最重要的原因是中国的人口。

▶ 组合是现实世界的一个映射，现实世界是条件，投资经理自己是一个逻辑，组合是结果。

▶ 只考虑现实的结果，不考虑没有实现的结果，是不合理的。

第 6 章

投资研究必须求真

访谈对象：楼慧源

访谈日期：2020 年 6 月 21 日

楼慧源是一位年轻的优秀基金经理，他看重对于产业链的深度研究，喜欢找到中长期的产业趋势，然后从中挖掘商业模式比较好的公司，享受长期参与产业发展的红利。

楼慧源从长期的经济成长方向出发，偏好有四类驱动力的公司：消费升级驱动、科技创新驱动、国产替代驱动、制造业竞争优势驱动。沿着这四个大方向，就能找到长期受益的优秀公司，这些公司必须能构建长期的竞争优势。此外，楼慧源非常看重管理层的价值观。管理层是否专注、是否长期坚持，都会给公司发展带来深远的影响。

楼慧源是看医药行业出身的，医药行业内部的商业模式非常多元，医药的各个细分行业可以和其他众多行业相类比，管理医药基金就像在管理一个小型全行业基金。这也是做医药投资的一个好处，能够相对容易扩大自己的能力圈，和许多其他行业进行对比和借鉴。

医药行业整体具有比较强的成长股属性，超额收益主要来自成长股投资，楼慧源的投资风格也偏向成长股。在投资框架上，她比较鲜明的特点是，重视深度的产业逻辑，看重中长期的产业发展趋势和内在逻辑，基于对产业的深度认知，去进行个股挖掘。

楼慧源自己也做过归因分析，她的超额收益绝大多数来自个股选择，这些个股选择大部分来自对于产业逻辑的深度研究。楼慧源做投资基本上不做择时，对于宏观自上而下判断也不是她的能力项，她比较擅长的是通过自下而上的分析和中观产业逻辑进行个股选择。

中观产业逻辑是楼慧源最重视的，她总是希望找到有比较长产业逻辑的优秀企业。另外，她会尽可能去前瞻性地寻找景气度比较高、持续性比较好的赛道。

在微观角度上，楼慧源偏好买一些商业模式比较好、可以保持较久竞争优势的公司。另外，她非常看重企业价值观，会更愿意选择专注、正直、长期的企业，去伴随它一起成长。现在经济增长从过去的增量时代进入了存量时代，保持快速增长变得越来越难，优秀的龙头企业往往具备良好的价值观。我们看到，当行业变革时，不同企业的表现差异很大，这背后是企业价值观决定的。有些企业不断创新、突破自我；有些企业不思进取、没有长期思维；也有一些企业并不专注，乐于迎合资本市场的短期喜好。价值观是否正确，对企业发展的影响越来越大。

在组合构建上，楼慧源会尽量去选择相关度较低的多个细分行业，而不会全部押注单一方向，并且会根据个股的风险收益比进行动态调整，最终呈现出回撤相对较低的特征。超额收益主要来自精选个股，其次来自细分行业的配置。

深度产业链研究，找到长期趋势

朱昂：能否展开讲讲如何通过深度的产业逻辑进行投资？

楼慧源：我会从大的产业变化角度出发，去找到一些长期的变量。我们拿医药行业为例，从 2015 年开始的政策变化主要体现在药品审评和医保改革上，药品审评影响了药品和医疗器械的供给端，医保的改革影响了支付端。

由于药品审评加速，前期研发投入较多、新药储备较多的公司开始快速和其他公司拉开差距，这对行业未来的格局产生了深刻的影响。

在医保控费上，市场一开始只是看到了带量采购的负面影响，认为会伤害到医药行业整体的表现，事实上医保控费带来的是产品结构调整，用户的客单价并没有下降。最终带来的影响也是结构性的，具有产品储备的好公司受益，没有产品储备的差公司受损。

从更加细分的子行业展开梳理，我会寻找具有长期产业逻辑的方向。比如说在管理医药基金时，医疗服务的眼科和牙科一直在我前十大持仓中。在 2015 ~ 2016 年的时候，我就发现了医疗服务中客单价的提升逻辑，当时看到美股牙科隐形矫正公司的中国区业绩加速，国产牙套制造商的发展也已经兴起。这些线索对应到一个大的产业逻辑，就是消费升级拉动产品升级。

医药行业就像是一个全市场，涉及不同的驱动因素和商业模式，有消费驱动的、创新驱动的、政策驱动的，等等。通过理解大的产业逻辑，并且进行持续研究和跟踪，就能够积累一些深刻、前瞻的认知，帮助我们提前布局，取得较好的超额收益。

成长股的四类驱动力

朱昂： 能否谈谈你是如何对公司进行分类的？

楼慧源： 对于医药公司的分类，我会按照驱动力进行划分，这个框架也同样适用于别的成长股投资。

第一类是消费升级驱动的公司。这类公司我们会比较关注它们能否提供有品质的产品或者服务。中国市场巨大、好产品不会缺需求。高端医疗需求在牙科、眼科、疫苗、慢病管理、肿瘤防治各细分赛道快速地显现；而医保支付体系的纠偏，可能引导服务价格的抬升，医疗就是最好的提价消费品。同时我们会关注有潜力的爆款大单品，关注消费品公司的可复制和可延展性，以及它们是否具备越来越宽的护城河，而护城河可能来自品牌、渠道或者人才的积累。

第二类是科技创新驱动的公司。这类公司和科技股的属性很类似，在海外有许多经典案例，一个爆款创新药可以造就一家很大的制药公司。这类公司的爆发力很强，收入增长是非线性的，利润增长更是快于收入，有点像半导体里面的芯片设计公司。同时，这类公司也面临比较大的不确定性，海外有大量创新药公司，即便到了临床三期，也可能因为数据不好不能上市。我们看好技术驱动的公司，比如创新药和创新医疗器械未来的机会就很多，但是我们希望适当规避单一个股的巨大不确定性风险。可喜的是，随着科创板的发展，未来进行分散化、一揽子的投资是有可能的。

第三类是国产替代驱动的公司，我们在中国各个行业都看到了国产替代的趋势。我们看到医药里面的医疗器械、体外诊断、创新药等都在出现国产替代的趋势。比如国产医疗器械的质量接近了外资产品水平，而定价只有其 60% ~ 70%，高性价比必然导向医保或个人支付对国产产品的倾斜。再比如，我们的新药靶点跟进研究越追越快，从过去时间上差距五年、十年到现在临床尽可能同步跟进。

第四类是中国制造业竞争优势驱动的公司，它们带来了全球产能转移机会。中国有良好的工程师红利，众多细分行业的供应链全面、效率很高，中国企业家比较刻苦，也愿意承担较大的资本开支，后面会看到更多的产能转移机会。医药行业外包率还比较低，主要体现在 API、CRO 和 CDMO 这类研发、生产外包的机会。在科技领域，我们已经看到了苹果产业链、新能源车产业链、半导体制造封测等很多例子。

总的来说，我长期看好这些方向：品质服务、技术驱动、国产替代和全球的产能转移。沿着这四个大的产业链方向，能找到不同的细分投资机会。

朱昂：选择公司的时候，你很看重公司的商业模式，那么什么样的商业模式是你喜欢的？

楼慧源：同等估值下，我喜欢那些能构建相对持续竞争力、自由现金流较好的公司。在我的组合中，偏服务类企业比较多，包括医疗服务、检验服务等。它们的增速可能不算很快，但是长期空间比较大，而且可以看得很长。

从经济发展的阶段看，我们已经告别了粗放式增长的阶段，产品力和服务力就变得尤为重要。精选出能够持续提供优质产品或服务的公司，这些公司可能拥有很长期的护城河，也有我比较喜欢的商业模式。

研究上必须求真

朱昂：如何保持在产业链研究上的前瞻性？

楼慧源： 我们公司整体的风格比较求真，无论是对产业链的深度逻辑，还是对一些新兴事物，都抱着探寻真相的态度去了解。做成长股要保持学习其实很累，只有求真才能不断加深认知的积累，并且不断拓宽对于产业的理解。我觉得无论是医药行业，还是其他成长性行业，都需要建立扎实的基础研究，并且持续拓宽认知。

在投资中，前瞻性的研究会让我们敢于用逆市场的声音去布局，通过"非共识"的正确性获得超额收益。前面提到 2015 年药审制度刚出台的时候，市场还是有许多分歧的，认为药审改革不会成功，但是我们认为改革方向是确定的，而 CRO 作为"卖水人"将明确收益。2017 年上半年看到某 CRO 公司的市值才 100 亿元出头，公司短期受益于一次性评价的订单增加，中长期受益于医药创新加速带来的机会，当时就做了大力度的推荐。2018 年市场又担心带量采购的负面影响，我们再次在调整的时候进行了配置。

另一个是某医药包材公司。这个公司过去在建材行业里，按照周期品进行估值，但我们比较早地看到了医药政策对它所在行业格局和产品结构的巨大影响，在估值较低时布局，享受了戴维斯双击。这个公司的发展分为三个阶段，第一个阶段是受到限制抗生素政策的负面影响，行业需求下行，中小企业淘汰出局，待行业需求稳定，公司作为国内绝对龙头享受到了提价红利，这时候还是偏周期品的逻辑。第二个阶段，我们发现，注射剂一次性评价的行业政策带来了产品升级的红利，新产品替换老产品有着 5 ~ 10 倍的价格空间，而且持续时间比较长，这个时候就是很典型的成长逻辑了。第三个阶段，往后看公司仍然具备巨大的潜在期权，伴随着工艺的突破，公司有望进入新产品领域，同时海外份额有望提升，新增的体量不亚于当前业务。

这些案例都显示了前瞻性研究对我们超额收益的帮助。尽量比市场看得早一些、远一些，找到具有中长期逻辑、能够持有两三年的品种。

朱昂：前面谈到组合构建，你希望找到相关度低的行业进行分散投资，这一块能否再详细谈谈？

楼慧源：我尽量让组合呈现比较多元的驱动因素，不在单一驱动因素上持仓比例太高。比如说组合里面有些公司是面向内需市场的，有些是面向外需市场的；有些公司是提供服务的，有些是制造业的；有些公司的商业模式是 to B 的，有些是 to C 的；组合里有较多的高成长个股，涨多了会适当增配低估值象限的公司。最终呈现的结果是，组合对应不同类型的细分 Beta，彼此之间的相关度并不高，帮助组合进行一定的对冲，收益主要依靠选股获得的 Alpha。

朱昂：有些人喜欢买左侧，有些人喜欢买右侧，你怎么看这个问题？

楼慧源：左侧还是右侧并不重要，左侧还是右侧也许只是我认知深度不同呈现的结果。①对自己有深度认知的公司，左侧布局的概率较高。类似于 2018 年底，许多人认为带量采购杀伤力不会那么大，仍然持有较多比例的低估值仿制药，而我那时候会左侧布局创新药、创新药产业链的品种。②对自己的认知度没有那么高的公司，我会花时间去理解。可能在理解了之后，股价已经有一定表现了，这时候只要公司还有长期空间，我依然会买入。呈现的结果可能就是偏右侧。

朱昂：怎么看"核心资产"这个问题？现在无论是在医药还是在其他行业，都出现了核心资产抱团的现象，未来获得超额收益是不是更难了？

楼慧源：首先，不要去静态地定义核心资产。核心资产的池子是随着经济结构的变化、产业的变迁，一直在发生动态变化的。我们也需要动态评估产业和个股。

有些公司可能不是传统意义的白马或者核心资产，但我们发现它们在细分行业里也具备很强的竞争优势，那我们在早期就会去持有它们；有些公司看起来静态估值已经很贵了，但可能在我们看来，它们赛道很长，或者它们刚走入市场未充分认知的新成长曲线，那我们不会选择卖出；再比如一些创新药龙头或者其他行业龙头，该不该给平台溢价，给多少溢价，后续新产品管线或业务布局会不会因为新进入者而产生格局变化等，都是需要深度研究和动态评估的。

现在的市场，和一年前的市场相比，成长股或者所谓核心资产的整体位置变高了，也就是隐含的预期回报在往下走。隐含的预期回报有所缩窄，择股的难度肯定在加大，反而更考验认知的深度。

朱昂：那么你怎么看有些黑马的涨幅也很大？

楼慧源：我们不能从后视镜去看问题，我重仓的股票一定是确定性比较高的。

对于我没法很好理解的个股，比如有些处于很早期发展阶段的黑马，无论是从公司的业绩还是从股票的流动性上看，都有一定的风险，那么哪怕看起来画面很美好，我还是不会盲目地投资，尤其不会重仓。

而对于一些我认为确实有成长潜力的个股，我宁可多花些精力，多找一些自己能理解的，分散着买，然后持续地跟踪评估。就像我刚刚说的对新技术驱动模式下的投资一样，通过分散投资来减少波动，而不是追求持仓的标新立异。

看得远，才能赚得多

朱昂：那么除了眼科和牙科这种服务，还有什么其他类型的服务你比较看好？

楼慧源： 第三方检验服务我也比较看好，也经常拿这个行业的公司和医疗服务做对比。服务类公司有一个特点，市场广阔，新的需求可以被创造出来，只要能够提供有品质的服务、绑定人才资源，管理能持续复制输出，公司的竞争力就可以持续很长时间。不过，相比于To C 的服务类公司，检验服务公司的商业模式稍微差一些，是服务医院（To B）而非服务个人（To C），而医院的背后是医保支付，会产生一定的压制。我们认为检验服务的赛道也很长，只要公司在新技术上能够持续前瞻地投入布局，市值就有可能再上一个台阶。

朱昂：从你的公开持仓看，某儿童药龙头公司你也持有了很长时间，你怎么看这个公司？

楼慧源： 这个公司可以放在消费升级这个象限中去看。由于中国天然的文化和巨大的人口基数，比较早的时候我们就认为这个公司的机会比较大，我在做研究员时也做过个股的推荐。该公司的市值主要来自子公司的儿童药组合，其产品组合全，销售服务能力非常优秀，可以说中国的这个市场是该公司挖掘、创造的，而且还存在很大的潜在需求。但是这个公司也有一个明显的瑕疵，大家担心该子公司核心创始人会因多年无法理顺利益而离开。我的投资框架是比较在乎治理结构的瑕疵的，但我当时的理解是，如此独特的、有增长潜力的资产其实已经大到管理层无法舍弃，因此还是进行了投资。我认为，对这类带有瑕疵的资产的持有信心其实还是源于对该行业的深刻认知和定价。当然，这两年在市值大幅上涨后，性价比可能没有之前那么高了，我更多还是做一个中等的配置。

朱昂：拿住这些大牛股很难，你怎么做到"不下车"？

楼慧源： 第一，我接手基金的时点在 2018 年下半年，市场给了我在较低位置买优质成长股的机会，我有幸持有一批优秀的公司到现在。

第二，我在做个股选择时，用长期眼光做投资。我会估算个股的中长期市值空间，希望把精力花在寻找中长期竞争力稳定、成长空间大的公司上，而不是去买一些短期事件驱动的有博弈性质的个股。

第三，对于公司持续的跟踪，能够不断给我继续持有的信心。优秀的公司往往比我们投资人看得更远，能够开启新的成长曲线。通过跟踪动态调整对公司的价值判断，能够帮助我们持有那些具有持续增长能力的公司。

第四，我们不要低估中国巨大的市场潜力。比如医药行业的人口老龄化、产业变革，这些变化才刚刚开启，可能会持续很多年。不能用静态、过时的眼光去看待产业的变迁。深度地理解产业的变迁和中国市场的广阔，能够帮助我们坚定持有。

一群平凡的人做不平凡的事

朱昂：在你的成长过程中，有什么让你产生质变的关键节点？

楼慧源：其实也谈不上质变，投资没有止境，我做投资的时间不长，还处于一个不断积累学习的过程中。

说一点感受，就是刚接手医药基金后，很快经历了带量采购等对板块股价的巨大负面冲击，开始理解研究和投资的不同。研究员研究行业和个股的基本面，能得出相对精确和客观的结论。而投资却更像是一种艺术，市场情绪像个钟摆，有时极度乐观、有时又过分悲观。结合自己不断积累的深度认知去审视市场，市场情绪的波动有时恰恰是我们获取超额收益或者规避巨大风险的机会。

朱昂：这几年你所在公司的基金经理都非常优秀，你觉得背后的原因是什么？

楼慧源：我觉得公司的投研平台对我们这些从内部研究员成长起来的基金经理帮助非常大。公司的传承文化很好，也有非常强的探讨氛围。许多研究投资的案例，都是从上一代研究员传承到我这里的，我做了基金经理后，又传承给接下来的研究员。基金经理之间，大家认可的个股都会一起去研究。

前面说过，公司同事们在研究上非常较真，对于中长期的逻辑非常重视，看得比较长，有些客户评价我们是学究型团队。良好的公司文化和氛围，也帮助我们在过去几年获得了比较好的结果。

我们领导说过一句话：平凡人做不平凡的事。我们都是很普通的个体，认真对待这份信托责任，多做前瞻研究，一起成长，希望通过努力做一些有意义的、不平凡的事情。

＊＊＊

楼慧源的访谈给我们最大的启发是，如何正确地给组合内的公司进行分类。传统的投资思维是按照行业进行分类，但是楼慧源更进了一步，按照驱动力进行分类。即便在医药行业中，也有驱动力不同的公司：消费升级驱动、科技创新驱动、国产替代驱动、制造业竞争优势驱动。这些驱动力又和整个大的经济发展方向有关。通过不同驱动力的分类，最终都落实到符合时代背景的投资机会上。

投资理念与观点

▶ 在医保控费上，市场一开始只是看到了带量采购的负面影响，认为会伤害到医药行业整体的表现，事实上医保控费带来的是产品结构调整，用户的客单价并没有下降。

▶ 长期看好这些方向：品质服务、技术驱动、国产替代和全球的产能转移。沿着这四个大的产业链方向，能找到不同的细分投资机会。

▶ 服务类公司有一个特点，市场广阔，新的需求可以被创造出来，只要能够提供有品质的服务、绑定人才资源，管理能持续复制输出，公司的竞争力就可以持续很长时间。

▶ 整体的风格比较求真，无论是对产业链的深度逻辑，还是对一些新兴事物，都抱着探寻真相的态度去了解。

▶ 我们不能从后视镜去看问题，我重仓的股票一定是确定性比较高的。

第 7 章

时间是检验投资的唯一标准

访谈对象：罗春蕾

访谈日期：2020 年 7 月 15 日

我们常常会看到一个现象，许多优秀的研究员并没有成为优秀的基金经理。这背后很重要的原因是，一个研究员成为基金经理之后，需要覆盖所有的行业，但是在绝大多数行业上并没有构建能力圈。罗春蕾认为，一个好的基金经理最好专注在自己的能力圈内，而且这个能力圈确实是要能诞生优秀企业的。

罗春蕾 2007 年毕业于北京大学，专业是药学方面的，刚毕业就赶上了一轮牛市，于是进入证券公司做医药行业的研究员，之后也在其他买方机构工作过。她 2015 年 9 月开始做投资，在成为基金经理之前，她一共做了 8 年的医药研究员。

长期研究医药的罗春蕾坚持在泛消费领域做投资，她定义的泛消费是所有从 C 端需求出发所产生的购买行为。和大部分人不同，罗春蕾认为优秀的企业很难"躺赢"，管理层的学习能力极为重要。在当今中国经济转型的过程中，渠道、消费场景、用户年龄结构，都在发生变化，优秀的管理层不能过于依赖路径，需要与时俱进。

在组合中，罗春蕾长期持有医药和食品饮料两大细分行业，作为组合的基石部分。在个股选择上，罗春蕾喜欢"做时间的朋友"的公司，认为这类公司的竞争力是能够随着时间而不断提升的。其管理的一只基金过去三年收益率排名都在前20%。从投资的世界观角度出发，罗春蕾认为投资是一种更好认识自己的方式。懂得平衡和取舍，更好地认识自己，才能不断提高自己的投资能力。

罗春蕾刚开始做投资的时候，就面临一个选择。她接手的是一只全市场基金，那么到底是应该聚焦于自己的能力圈，还是扩大能力圈去覆盖市场上所有行业的投资机会？

这只全市场基金当时对罗春蕾是比较大的"诱惑"，让她一下子把能力圈从一个行业拓展到全市场几十个行业。而且罗春蕾在做医药行业研究员时，认为自己具有一定视野，希望能够拓展能力圈覆盖的范围。在做投资最开始的两年中，她把绝大部分精力放在自己不太熟悉的TMT和周期行业，而不是自己能力圈范围内的医药和消费。

从结果上看，过度拓展能力圈的效果并不好，在罗春蕾一开始做投资的两年中，超额收益并不明显，个股选择的随机性比较大，而且由于在许多行业没有深度认知，持股周期也并不长。

那时候是投资的一个迷茫期，她开始重新审视自己的能力圈。从过往的投研经历看，医药和消费是非常适合做长期投资的赛道，也符合她自己的能力圈。况且，罗春蕾是行业研究员出身，擅长自下而上从各个子行业里面选择个股，而不擅长自上而下的宏观策略。

　　一个基金经理的投资框架要自洽，整个大消费行业既符合罗春蕾的个人能力，也匹配她的性格，所以后来她把投资范围聚焦在大消费领域，这也是她投资生涯中的一个重要拐点。

　　在投资框架上，首先，罗春蕾会去寻找能诞生牛股的细分子行业。她偏好的细分子行业有两个重要特点：①市场容量足够大，天花板比较高，这样才会比较容易诞生大市值公司；②在行业不断成熟之后，集中度能提升，而不是长期处于红海战场，这意味着龙头公司的护城河会越来越宽广。

　　找到好的细分子行业后，就是选择公司。罗春蕾的目标是找到长期比较优秀的公司，避开平庸的公司，更不能去投会"爆雷"的公司。她会用财务指标进行筛选，选出长期增速能超越行业平均水平、盈利水平比较好、有很好的现金流匹配的公司。她并不会去找短期有爆发力的公司，而是更注重公司的竞争力是否能长期强化。

　　罗春蕾还很看重管理层的综合素养，她的团队期待的管理人员是那种比较专业、敬业、有着广阔胸怀和远大视野的人。她喜欢有学习能力的公司。我们常说失败是成功之母，但有的时候成功也是失败之母。如果对过往的成功路径有依赖，当外部环境发生变化后，就很难适应。但是当下的时点，中国经济结构正处在一个变化的拐点，许多事物都在发生变化。尤其在大消费领域，我们看到消费者的结构、价值观、理念、渠道等各种因素都在变化。在这样一个消费行业的"范式转移"中，公司的学习能力就变得尤为重要。

综合下来，罗春蕾比较喜欢好行业里面，能够证明自己长期优秀的好公司。好公司的背后都是很好的管理层，不傲慢、不懒惰、持续学习。

在找到一个好标的之后，罗春蕾最后考虑的问题是用什么样的价格去买。

罗春蕾是 2007 年入行的，那时候在卖方做分析师，见证了一波牛市的后半程和 2008 年完整的熊市，所以她内心不喜欢估值太高的公司。她在选股时，倾向于买估值合理、长期成长性比较确定的公司。

在估值上，罗春蕾会结合 PEG 和目标市值的方法。对大部分公司都可以用 PEG 方法来估值，但是对一些非常优秀的公司，如果仅仅用 PEG 估值，很可能会错过。罗春蕾会从目标市值的角度匡算，看这个公司未来三到五年能到一个什么样的市值，是否依然有足够的市值空间去消化现在的高估值。

投资做减法，专注大消费

朱昂： 你怎么定义自己的大消费投资？

罗春蕾： 市场上大部分消费基金是不包含医药的，而我出身是做医药研究的，管理的产品是市场上少数包括医药的泛消费风格基金。我自己对于大消费的定义是，只要是从 C 端的需求出发，产生的所有购买行为（包括物质消费、精神消费、大众消费、高端消费、可选消费、必选消费等）都涵盖在大消费里。我管理的产品覆盖的行业包括医药、食品饮料、家电、零售、轻工、旅游和传媒。

偏好好赛道中进取的公司

朱昂： 你选择的大消费这个赛道的细分子行业，会不会长期不变？

罗春蕾： 本质上我选择的是 To C 的行业，互联网和传媒这类偏科技的行业，我都会去看。对于这个领域的公司的研究方法和大消费公司区别不大，对这类公司价值判断的框架是类似的，不会像消费和周期这样定价模式完全不同。我喜欢 To C 的行业，因为更稳定，也更容易跟踪。

好公司是时间的朋友

朱昂： 那么你在个股选择上还有什么标准吗？

罗春蕾： 我喜欢"做时间的朋友"的公司，这些公司的竞争优势能伴随着时间而逐渐加强。有些是品牌价值越来越高，有些是渠道渗透率越来越高。不同公司的长期竞争优势不一样，但是无论如何，公司必须要体现出学习意愿，能够在行业发生变化的时候去适应，确保自己在行业中的竞争力。

朱昂：你是怎么看管理层的？

罗春蕾：听其言，更重要的是观其行。我会花比较多的时间看一个公司的历史，看过去若干年公司在做什么。从过去的财务指标，能阅读到公司的经营状况以及产业中的一些变化。我还特别看重公司的价值观。我坚信一点，一个好公司，就像一个好人，我们喜欢跟比较有道德感的人交往。在当今中国的经济背景下，我们希望选择有良好价值观的公司，和上下游实现共赢发展。

我持仓里面就有一些这样的公司。从产品上看，公司一开始并没有特别强的竞争优势，但是公司里面的人，上到管理层，下到员工，都体现出很强的信心。之后在整个过程中，公司的业绩持续超预期。这些公司的团队的最大特点是持续学习，面对新的渠道、新的产品销售方式、新的用户，公司管理层都在拥抱新世界。公司也大胆起用"80 后"和"90 后"，这些年轻的管理层更了解新一代消费者的特点。

医药和消费的重大变化

朱昂：你前面提到了变化，那么能否谈谈消费和医药行业出现的新变化？

罗春蕾：我就各讲一个变化吧。

医药行业最大的变化来自医保。过去大部分医药公司的投资机会来自销售拐点，那时候的政策对于新药研发并不友好，无论是新药的审批速度还是之后进入医保的速度都很慢。当时各种各样的标准和制度对于投入研发的医药公司不是很有利，只有极少数的龙头公司能坚持在研发上投入。像化学药、中药领域的公司，虽然现金流不错，经营状况也很好，但是都不太愿意啃研发这个硬骨头，能做一做仿制药就已经很不错了。

当时做研究的时候，这些公司的业绩增长主要来自销售，那么股价的拐点就来自销售变化。等我做了投资以后，医药行业出现了巨大的变化，很多政策都有利于创新药，这背后的核心是，人口老龄化之后，我们的医保感受到明显的费用压力。那么就要审视在医保政策下，哪些钱花得是有意义的，哪些钱花得是没有意义的。所以对医保进行了调整，让更多医保费用投向那些真正能治病的领域。

在出现了这样一个变化之后，创新药和相关的 CXO 产业链，是我们必须要研究的。我们还看到创新药之外，医疗器械的创新也要重点研究。在管理层搭建好药品体系后，更多的重心会转移到医疗器械上，这个子行业未来也会面临过去两年药品曾经面临的变化。那么对于医疗器械公司而言，必须要不断推出新产品，才能确保自己的竞争力。

消费品最大的变化来自代际变化。从不同年龄的消费者结构看，从原来我们父母这一辈，到我们这一辈，再到后面的年轻消费者，不同代际的生长环境是不一样的。在我们的成长年代中，国货品牌是很弱势的，可以说"80 后"这一代消费者，理念上是相对偏好国外品牌的。但是今天的"90 后""00 后"消费者在成长过程中见证了中国国力越来越强的一面，他们对于国货的好感天然比较强，更愿意去使用国产品牌。而且这一群人成长过程中的经济条件比"80后"和"70后"更好，不需要用一些名牌来证明自己，反而更考虑这个品牌和自己的情感是否匹配。他们会跳出炫耀式的消费，更多关注自己内心世界的满足感。

而且疫情也可能会产生一些长期的变化，一定程度上改变我们看待自己和外部世界的角度。过去有些时候我们对于欧美价值观、文化、社会体系，不一定能做到很好地平视，有时候是俯视，有时候是仰视。今天我们会更加自信地面对自己，更加平静地看待外部世界，在这个过程中，国产品牌有很好的崛起机会。

朱昂：你不喜欢估值太高的品种，怎么看当下好公司越来越贵这个问题？

罗春蕾：对于估值的理解也要不断适应新的市场环境。在中国经济转型的过程中，不确定的因素很多，外部的负面冲击也很多，但是资金永远追逐最安全和最确定的资产。自然而然，为确定性支付的溢价越来越高。另外，投资者的结构也在发生变化。过去几年大量海外的长钱进入A股市场，它们对于投资收益的要求比国内的投资者要低。用DCF模型来看，它们要求的年化收益率有8%就不错了，这样也导致许多股票在它们看来并不贵。

我们作为基金经理，对于估值的理解也要适应新的时代。前面也说过，我们按照PEG的眼光来看估值，甚至从市值的角度去看一个公司的长期价值，对于长期确定的品种，要支付更高的估值溢价。但是我对于估值，还是会有一个底，确实不能高得太离谱。

超额收益源于深度研究

朱昂：在构建组合的时候，你是怎么做的？

罗春蕾：我在组合构建上有几个特点。

关于持股集中度，我的组合是相对集中的，持股一般就 20 只左右。我买入一只股票，都是在深入研究之后。既然做了很深入的研究，而且觉得这个公司很好，那么我会买到 3% 以上的仓位。我认为只有重仓才能真正享受深度研究带来的收益，要买就不要轻飘飘地买。

关于细分行业配置，我在医药上的配置大多数情况下不会低于 30 个点，食品饮料的配置在 20 ～ 30 个点。这两个子行业在我的能力圈内，也是能出长牛股的大行业，是我组合的基石部分。其他细分领域的配置没有特别的比例，更多是从自下而上选择个股的角度出发。

朱昂：你怎么看待自己的 Alpha 来源？

罗春蕾：我的 Alpha 大部分来自好公司和好行业。比如说像食品饮料这个行业，属于天然能提供 Alpha 的赛道，那么我们配置里面大部分公司，组合就会获得超额收益。要获得超额收益，首先行业本身要比较容易获得 Alpha。其次是构建对于个股的深度认知，能够在好公司身上赚到足够多的钱，一定是对这家公司有足够深刻的认知。有些人也买到过大牛股，但是赚了 20 个点就走了，这就不是 Alpha了。我们一定是拿了优质公司几年，然后赚了好几倍，才是赚到了 Alpha。不仅要选对公司，还要拿的时间足够长，赚的倍数足够多。

朱昂：有没有总结过优秀公司的 Alpha，有没有一些共性？

罗春蕾：医药公司大部分 Alpha 来自研发，消费公司大部分 Alpha 来自品牌或者渠道。

投资是更好地认识自己的方式

朱昂：投资中有什么飞跃点或者突变点吗？

罗春蕾：我觉得最大的变化就是我做了两年投资之后，明白了要去寻找自己能力圈的边界，并不是无限制地拓展自己的能力圈。我也理解了做投资必须要和自己的性格、投资理念、过往的经验高度匹配，这是我投资生涯中最明显的突变点。

朱昂：平时如何提升自己？

罗春蕾：我这个人比较宅，主要通过看书阅读提高自己。不过我个人更喜欢看一些历史类或者宗教类的书籍。

从这一点延伸出去，也能映射到对于投资的看法。我觉得投资是更好地认识自己的方式，认识我是一个什么样的人，我当下想得到什么，以及我的能力、缺陷是什么。投资的过程，也是一个事业和人生不断平衡的过程，在此期间我们要做许多取舍。更好地认识自己，才能提升自己。

***

我们都知道，不同行业之间的差异很大，有些行业比较容易诞生牛股，有些行业比较难诞生牛股。如果在好的土壤里面寻找牛股，胜率会更高一些。罗春蕾比较看重细分子行业的属性，她喜欢市场容量足够大、天花板足够高的行业，这样的行业比较容易诞生大市值公司。同时，她也喜欢集中度能够提高的行业，这样龙头公司的护城河会越来越宽。从一个大赛道出发，她把投资聚焦在消费和医药这两个天生的好行业上，这也是对我们自己投资的巨大启发。

投资理念与观点

▶ 我自己对于大消费的定义是，只要是从 C 端的需求出发，产生的所有购买行为，都涵盖在大消费里。

▶ 我喜欢"做时间的朋友"的公司，这些公司的竞争优势能伴随着时间而逐渐加强。

▶ 既然做了很深入的研究，而且觉得这个公司很好，那么我会买到 3% 以上的仓位。

▶ 在当今中国的经济背景下，我们希望选择有良好价值观的公司，和上下游实现共赢发展。

▶ 一定是拿了优质公司几年，然后赚了好几倍，才是赚到了 Alpha。

▶ 更好地认识自己，才能提升自己。

第 8 章

寻找有大产业逻辑的领域中的优质公司

访谈对象：郝淼

访谈日期：2020 年 7 月 20 日

郝淼是医学专业背景出身，从大学本科到博士，一直学习生物医药专业。如果没有走上投资这条道路，他或许现在会在某个大药企的实验室做新药研发。博士毕业后郝淼先在中科院工作了半年，从事医药生物领域的科研工作。然而，金融市场的无限可能最终让他进入了投研领域。

郝淼先是做了 2 年的医药行业研究员，2015 年底从管理专户产品开始做投资，这让他理解了什么是公司，什么是股票，逐步从研究员视角转变成基金经理视角，包括对于组合管理的理解。郝淼管理时间最长的一只公募基金从 2019 年 1 月 17 日到 2020 年 10 月 10 日取得了惊人的 209.35% 的收益，这个收益率应该是该时间段中最好的之一。

在投资上，郝淼专注于自己的能力圈。医药是他从大学本科就钻研的方向，投资也专注在这个领域。况且拉长时间看，医药行业的长期回报很高，也是一个值得专注的行业。

郝淼的投资风格是先自上而下选择好赛道，再自下而上把好赛道中的好公司挑选出来。在具体的投资步骤上，主要就是两步：首先，挑选景气度向上、成长空间比较大的方向；其次，布局好赛道中的好公司。这是一个比较简单朴素的投资框架。

在这个投资框架中，第一步是对赛道的筛选。有些赛道还处于上升阶段，有些赛道相对平稳，有些赛道处于衰退阶段。郝淼认为，如果行业赛道不好，再优秀的公司也很难走出来。

关于赛道，郝淼认为医疗行业的好赛道有共同点，也有差异。共同点是：①空间足够广阔，类似于巴菲特讲的坡足够长，可以不断通过滚雪球式的积累来获得增长；②行业内的龙头企业有深深的护城河，通过先发优势积累了比较牢固的壁垒，不容易被竞争对手打破。

当然，不同的商业模式也决定了赛道之间的差异。例如，医疗器械和创新药重视研发，团队的研发实力和研发积累就很重要；药品和器械比较重视销售；医疗服务更重视运营和管理；药店的龙头企业有很强的规模优势。

关于如何获得超额收益，郝淼认为"秘诀"就是组合构建上的"守正出奇"。让长期看好的最优质的公司占据主要的仓位，并且用一小部分仓位去买有比较大变化或者预期差比较大的公司。"守正"的公司，能带来稳定的收益；"出奇"的公司，如果判断正确，收益率的弹性很大。当然，投资的关键点依然是找到好公司，不是看好一个赛道就要把里面的公司都买一遍。

布局景气度向上的行业中的优质公司

朱昂：我们聊聊你是怎么做投资的吧。

郝淼：先说说我的背景，我在读书的时候学习医药生物相关专业，毕业以后先去了卖方做研究员，最初研究也是在医药领域。在做公募产品的基金经理之前，我做了 3 年时间的专户投资，当时主要投的是医药和消费类方向。可以说我长期专注在医药和偏消费的领域做投资，喜欢能够稳定增长的行业。

我的投资框架是自上而下先选择好的投资方向，然后再自下而上把这些方向中的优质公司挑选出来。在具体的投资步骤上，主要就是两步：首先，挑选景气度向上、成长空间比较大的方向；其次，布局好赛道中的好公司。这是一个比较简单朴素的投资框架。在考虑问题的时候，我喜欢用中长期的眼光看问题。

第一步是对赛道的筛选，有些赛道还处于上升阶段，有些赛道相对平稳，有些赛道处于衰退阶段。行业赛道不好，再优秀的公司也很难走出来。我做投资，喜欢先从好的赛道里面挖掘股票。

举个例子，市场普遍看好的医疗器械就有很多细分赛道，其中有个比较大的赛道是体外诊断。这次新冠肺炎疫情就带来了一大波需求，不管是作为公共卫生手段还是后续的人群筛查手段，检测试剂都是一种非常重要的工具。在这样一个大赛道里面，我们看好的细分领域就是化学发光免疫诊断。看好的原因有以下几点：

（1）赛道大。化学发光免疫诊断是体外诊断中最大的细分领域，外资占据的市场份额高达 80% 以上，国内厂家市占率还比较小，但是国产产品的质量在快速地追赶上来。

（2）进口替代的加速。经过近些年的技术积累，国内优秀企业的技术水平与海外企业的差距不断缩小，加上国家在鼓励降低成本进口替代，可以看到过去几年间国内的头部化学发光生产厂商业绩增长迅猛。我们认为，之前生化诊断领域进口替代的过程有望在化学发光领域重演，目前国产厂家占到了生化诊断80%以上的市场份额。

朱昂：你选择的好赛道有什么共同特征吗？还是它们的差异比较大？

郝淼：我认为医疗行业的好赛道有共同点也有差异。

共同点是：①空间足够广阔，类似于巴菲特讲的坡足够长，可以不断通过滚雪球式的积累来获得增长；②行业内的龙头企业有深深的护城河，通过先发优势积累了比较厚的壁垒，不容易被竞争对手打破。

当然，不同的商业模式也决定了赛道之间的差异，例如医疗器械和创新药重视研发，团队的研发实力和研发积累就很重要；药品和器械比较重视销售；医疗服务更重视运营和管理；药店的龙头企业有很强的规模优势。

长期看好创新药、高质量器械、医疗服务和药店

朱昂：能否具体讲讲你在医药板块中看好的赛道？

郝淼：第一，药品领域看好创新药和为创新药服务的产业链，如研发外包、生产外包等。①我认为中国制药行业的发展迎来了转型升级的阶段，过去依靠销售推动一个仿制药卖几十亿元的时代已经结束

了；②国家政策正在引导仿制药走向去品牌化，新药审批加速后，创新成了行业未来发展的主要推动力；③海外人才纷纷回国创业，为中国创新药的转型升级积累了良好的人才基础。

第二，医疗器械领域看好高质量国产器械。①与药品的逻辑不同，医疗器械更多是微创新，通过不断的研发迭代实现产品型号的不断更新，产品格局很难一下子被某种新进入者或者新产品颠覆；②海外相关领域的技术更新迭代进入阶段性的瓶颈期，而国内优质企业通过多年研发积累在技术水平和产品品质上已经逐渐接近国际领先水平，在临床上也得到了一定的认可度，加上国家鼓励降成本，该领域迎来了进口替代黄金期。

第三，看好眼科、牙科等医疗服务领域以及药店龙头企业。①消费升级带动了眼科、牙科这两个板块的增长，老百姓对健康越来越重视了，这在很大程度上体现了人们的经济水平和受教育水平的提升；②中国人近视比重远超欧美，未来近视治疗的需求会非常大，年轻人对于牙齿健康的重视程度也在向欧美靠拢，那么连锁化经营的民营龙头企业会有很好的前景；③药店行业虽然本身增长比较缓慢，但是集中度提高的空间很大。中国有 40 万家药店，非常分散，海外的龙头包括 CVS 和沃尔格林（Walgreen）都是通过不断的内生和外延并购提高集中度的，所以未来中国药店龙头企业的发展壮大还有很大空间。另外，目前我国医院还是处方药最主要的销售终端，如果未来实现医药分家，药店一定是处方药非常重要的外流承接方。

朱昂：你目前管理两只产品，一只是医药基金，另一只是全市场基金，那么在做全市场基金的时候，你会怎么来做？

郝淼：我希望把这只产品做成医疗加大消费的基金。

从内在的角度讲，我希望专注于自己的能力圈，我之前管理过专户产品，那时候也是主要投医药和消费。医药行业也有消费属性，两者有共通之处，也是一直以来我擅长的领域。

从外在的角度讲，我也长期看好医药和消费板块，这是牛股辈出的领域，有许多商业模式很好的细分行业和公司值得研究和投资。这类偏稳定增长的行业有一个特点，就是优秀企业的价值能够不断积累，我们投资就是赚取企业价值持续增长的钱。通过分享上市公司的价值增长，享受投资的复利。这也是为什么医药和消费板块能够出许多长牛股的原因。

"守正出奇"的组合构建思路

朱昂：你今年的业绩非常好，你自己觉得这么好的收益率背后有什么原因？

郝淼：简单来说就是"守正出奇"。"守正"的核心是长期看好的方向占据主要仓位，我重仓持有了好几个细分赛道的优质龙头企业；"出奇"是指把握住了阶段性产业逻辑向上带来的快速收益，比如说我把握住了过去一年原料药景气度快速提升带来的机会，这可能是医药板块景气度变化最大的一个细分领域，通过一部分仓位的"出奇"，获得了比较大的超额收益。

朱昂：你当时是怎么找到原料药的投资机会的？

郝淼：市场上很多投医药的基金经理都不太喜欢投原料药，一是因为这个行业原来主要是给下游企业做配套的，产业链话语权较弱；二是因为原料药有一定的周期性，尤其是大宗原料药。

今年原料药板块表现非常好，回过头来看，其实这波行情从去年就已经开始了，这几年很多企业业绩都很好。一季度很多企业都受到了疫情的影响，但是原料药不仅没遭遇波折，部分企业甚至表现超预期，我认为最主要的原因是整个产业在发生着一些变化。

第一，从供给侧来看，原料药的生产有化工属性，污染比较大，过去几年间环保整治严格了，导致很多原料药小企业退出了市场，龙头企业在市场出清的过程中扩张份额，相当于一次供给侧改革。

第二，从需求侧来看，医药行业本身需求稳定，老百姓对于医药的需求很大部分是刚性的。带量采购政策出台后也推动了需求端的集中度提高，许多仿制药企业在价格崩塌的背景下，不得已只能退出市场。这导致了原料药供给侧和需求侧都出现了集中度提高的特点，利好头部厂家。

第三，在政策层面上，前些年药监审评缓慢，很多原料药企业注册批文困难，改革后，现在这一情况得到了大幅改善。过去在整个医药产业链中，许多药品是靠销售驱动的，制剂行业的附加值占比很高。现在国家引导仿制药去品牌化，仿制药价格大幅降低，那么大家就要比拼成本的竞争力，具有成本优势的原料药企业话语权得以大幅提升，甚至有望往下游延伸切入制剂领域。从技术壁垒看，部分特色原料药的生产技术壁垒很高，周期属性并不明显。

朱昂：原料药这一波很多股票涨幅都很大了，未来你觉得还能继续上涨吗？

郝淼： 后面要看不同公司的具体业务，每一个公司对应的细分市场、品类、竞争壁垒和行业格局都不一样。我希望专注在具有高壁垒的公司上，不是去把握一个周期，而是看这个细分方向和具体公司未来能否继续成长。

有些公司结合自身的竞争优势，不仅能拓展品类，还能往下游制剂这一块延伸，或者往合同生产这一块延伸。我更多会自下而上分析不同企业的竞争力，并不是把这个板块作为周期股来炒。

朱昂： 你的选股能力很强，在选股上有什么标准吗？更多是自下而上？

郝淼： 概括成一句话就是寻找有大产业逻辑的领域中的优质公司，例如在之前提到的原料药、化学发光诊断等领域，都是找其中最具有综合实力的公司去投资。

朱昂： 你在组合构建上有什么想法和思路？

郝淼： 组合构建上就是前面提到过的：守正出奇。让长期看好的最优质的公司占据主要的仓位，并用一小部分仓位去买有比较大变化或者预期差比较大的公司。我在不同细分赛道会有均衡的布局，在个股选择上不是买一条赛道，而是自下而上挑选里面最好的公司。比如说化学发光诊断领域我很看好，但不会把里面所有的公司都买一遍，更多是挑选最优质的公司重仓。

朱昂： "守正"和"出奇"有预定比例吗？

郝淼： 我自己没有设定严格的框线，如果寻找到很多预期差比较大的机会，那么超额收益也会更多，但这并不容易，因为有时候我们以为有预期差也可能是我们忽略了一些关键点，导致我们判断失误。

还有另一种可能性，我们找到的预期差品种在被市场认知之前，可能股价都不会有表现，这个被低估的阶段可能会持续很长时间，这是比较难熬的。

所以"出奇"的比重并不会太大，如果太大了是违反规律的，绝大多数时候市场还是很聪明的，这也决定了核心主仓位赚的是公司价值增长的钱。

超额收益来自认知差异

朱昂：你是怎么挖掘到市场定价错误或未被市场发现的"出奇"的机会的？

郝淼：首先，这和基金经理的个人认知与投资风格有关，前提是要对行业发展脉络和资本市场都非常了解。我从 2011 年初入行就开始看医药，虽然后来也看过其他行业，但是对医药的研究一直没有中断，有很长时间的积累。我了解这个行业的发展脉络，我还经常和医药投资者交流，知道投资者的思路，这能让我对产业和市场的变化有充分认知，找到差异。

其次，我会做深入研究和专家访谈，做出一些预判，再进行布局，然后等待市场的验证。

朱昂：中美药店行业不太一样，很多人不太看好中国的药店，你为什么看好？

郝淼：首先，中美药店发展的重要区别是，美国的医药是分家的，中国的医药分家尚处于初期。我认为未来中国的药店有一个潜在的蛋糕，如果中国实现医药彻底分家，那么药店一定是处方药外流最主要的承接方。

其次，很多人担心互联网渠道会给药店造成冲击，我认为冲击会有，但不会是颠覆性的，药店作为深入社区的终端，依然是重要渠道，很难被替代。慢性病的药物需要长期服用，海外可以通过邮寄的方式购买，但是大部分的常规药物还是会通过药店购买，因为大家不会囤药，我们也不确定什么时候得流感，什么时候头疼脑热，一般都是不舒服了才会着急去买药。

至于未来处方药会不会流入药店，我认为大概率会，但是这个过程会非常漫长，因为牵涉的利益面太深太广，这取决于整个医药综合体制的改革，涉及医院、医生、制药企业、渠道等方方面面。如果未来仿制药全都带量采购了，处方外流的阻力自然会减少很多。

所以，药店行业大方向不用太担心，政策要持续跟踪，如果不是行业实质性的变化，每次政策扰动带来的板块下跌都是买入的机会。

朱昂：你觉得自己的 Alpha 或者超额收益的来源是什么？

郝淼：首先，从表面上看，源于我"出奇"的部分，准确率越高，超额收益就越高；从根本上看，源于对事物的认知差异。

举个例子，本次新冠肺炎疫情发生后，大家怕院内感染不敢去看病，上半年医院的诊疗人次同比下降较多，很多人担心化学发光诊断企业业绩受影响，纷纷卖出，所以有段时间相关企业的股价跌得挺多，但是我不仅没卖，反而在跌的过程中加仓了。我认为中长期来看，此次疫情是中国化学发光诊断企业追赶外资的一次良机，因为未来对新冠抗体的筛查可能会常态化，国产头部企业较早开发出新冠抗体化学发光试剂，有利于加快自己的设备进入医院装机，化学发光诊断进口替代的过程可能加速。这就是对同样的事物的认知差异。

其次，市场上做医药的基金经理有很多，我自己的优势在于全面的专业和从业背景：①我本硕博读的都是生物医药方向，读博期间去美国做过一年半的访问学者，我对海外科研前沿以及中美差异都有一些和市场不同的认知；②我在券商做过卖方研究员，在研究上市公司时，我知道卖方和买方的视角差异；③我之前做过三年专户，理解绝对收益投资者的视角和交易行为。这些背景让我的视角更加全面，让我的投资框架更加完善，也对我日常选股和交易行为产生了潜移默化的影响，最终一定会反映到基金净值上面。

朱昂：很多医药基金经理比较看好医疗服务，但是你没买体检类的公司，这块你怎么看？

郝淼：首先，我很看好医疗服务板块，眼科、牙科都是契合消费升级的好赛道，而且是 To C 的商业模式，但是体检不同，它更多的是 To B，定价权没那么强，一般都是企业购买体检服务，员工去做检查，商业模式不如眼科、牙科。

其次，这个行业赚钱较辛苦，以前体检机构竞争激烈，大家都在打价格战，部分企业为了降低成本牺牲了服务质量，形成了不太好的循环，导致消费者更愿意信任和选择公立医院。

当然了，互联网巨头的进入也为这个行业带来了一些变化，我也在跟踪行业格局的演变，看看未来有没有投资机会。

中长期依然看好医药行业

朱昂：你之前是做专户的，这对之后转做公募有什么帮助吗？

郝淼：帮助还是挺大的，专户的经历让我的投资视角更加完善。专户考核绝对收益，公募主要考核相对收益。绝对收益投资者和相对收益投资者的出发点和视角可能会有差异，很难说哪一种视角更好。面对同样一个估值很贵的标的，二者的交易行为会不同。真实体会并深刻理解这种差异对我帮助很大。

朱昂：今年医药表现特别好，你觉得这一块会不会有一些风险？

郝淼：机会都是跌出来的，风险都是涨出来的，这是自然而然的事情。医药今年表现好有多方面的因素：疫情的影响、宏观经济的不确定性、作为刚性板块的需求稳定、宽松的货币政策等，市场选择了这个确定性高的板块抱团。

演绎到后面就成了趋势。A股市场中趋势的力量很强大，随着行情的演绎，收益风险比会下降，这是自然而然的事情。随着上涨，风险不断累积，但是如果有调整，调整下来以后，又会出现很好的介入机会，因为医药的中长期需求非常旺盛，医药板块是我长期看好的方向。

朱昂：在你的成长过程中，有什么飞跃点或者突变点吗？

郝淼：入行对我的冲击比较大，因为我是从一个纯做科研的环境切入金融领域的，这让我的视野一下子开阔了很多，包括能够从经济学和金融学的角度去看一些医药科技前沿问题，这是我入行之前没有想过的，很有意思。2015年底开始在专户做投资，对我的影响也很大，我开始从股票的角度理解公司，和之前做研究员相比有了一些不同的认知。

朱昂：如果不做基金经理，你会做什么？

郝淼：我以前是做生物医学领域的科研的，可能将来哪一天不做基金经理了，会考虑做一点科研工作，但是生物医学领域发展非常快，也许那一天我已经跟不上科学最前沿的水平了，但是也可以做一些辅助性的工作，也能对社会产生一定的价值吧。其实科研领域很有趣，探索人类未知领域带来的成就感是没做过科研的人无法体会的。

***

医药行业是最像全市场的行业，里面上市公司种类很多，从低估值到高估值，从传统行业到没有盈利的创新药，从药店渠道到医疗服务。在这个行业投资，自上而下和自下而上的结合很重要。先找到景气度向上而且空间较大的赛道，然后再从中挑选好公司。此外，不同商业模式的驱动因素不同。有些和创新相关，那么研发很重要，有些和销售相关，那么渠道很重要。通过区分不同行业的景气度和商业模式，找到具有爆发潜力的公司。

投资理念与观点

▶ 首先，挑选景气度向上、成长空间比较大的方向；其次，布局好赛道中的好公司。这是一个比较简单朴素的投资框架。

▶ 不同的商业模式也决定了赛道之间的差异，例如医疗器械和创新药重视研发，团队的研发实力和研发积累就很重要；药品和器械比较重视销售；医疗服务更重视运营和管理；药店的龙头企业有很强的规模优势。

▶ 与药品的逻辑不同，医疗器械更多是微创新，通过不断的研发迭代实现产品型号的不断更新，产品格局很难一下子被某种新进入者或者新产品颠覆。

▶ 专注在具有高壁垒的公司上，不是去把握一个周期，而是看这个细分方向和具体公司未来能否继续成长。

▶ 寻找有大产业逻辑的领域中的优质公司。

第 9 章

寻找到正确的鱼塘，是成功捕鱼的关键

访谈对象：赵蓓

访谈日期：2020 年 4 月 16 日

赵蓓 2008 年入行，从第一波医改完成全覆盖带来的板块性机会，到过去几年医改结构调整带来的创新和服务类机会，正好见证了医改模式的变迁。

作为一名基金经理，赵蓓在 2014 年底开始上岗做投资，一上手就是 2015 年上半年的大牛市。由于配对了方向，她的业绩很好。然而到了 2015 年下半年，连续三次暴跌和 2016 年初的熔断，让赵蓓的产品出现了较大回撤。这一段经历深深地影响了她今后的投资。之后赵蓓开始聚焦在深入的基本面研究，理解产业和公司，赚自己能力圈内的钱。

过去几年，赵蓓已经成为市场上优秀的医药行业基金经理。她管理时间最长的产品从 2014 年 11 月 18 日至 2020 年 10 月 10 日取得了 205.40% 的收益。这个业绩在过去 1 年、2 年、3 年、5

年都排名市场前 10%。

赵蓓认为，理解估值波动的方向很重要，决定估值到底向上还是向下波动的是景气度。景气度的变化，往往带来"预期差"机会。通过深入的产业研究，保持对变化的敏感性，她总是极力追求从预期差中寻找盈利和估值双升的投资机会。她个人也很喜欢变化，她曾经说过："因为一旦有变化，就考验谁反应快，这种时候有预期差的品种就容易显露出来。"

芒格说过一句很深刻的话：要在有鱼的地方钓鱼。找到鱼比较多的池塘，能大大提高我们的投研效率。赵蓓是市场上极少数用自上而下的框架做医药行业投资的基金经理。她一直秉承着这个核心思想：要先找到鱼多的池塘，在鱼多的池塘里捞鱼，而不是自下而上没有目标地抓鱼。对于赵蓓来说，自上而下了解细分子行业的产业趋势，比自下而上研究个股更重要，产业趋势会告诉你，哪个池塘有鱼。

赵蓓觉得对一级市场的学习非常有助于二级市场的投资，一方面，一级市场对前沿技术的跟踪会比二级市场更超前；另一方面，一级市场多数投的都是没有任何收入和利润的初创型企业，用于这类企业的估值方法对在二级市场上的创新管线估值有很好的指导意义。从全民卫生费用占比的结构变化中，赵蓓看到医疗服务的长期景气度很高，创新药也有非常大的产业机会，医疗器械的比重虽然会下降，但主要压缩的是流通环节，出厂端仍有很大成长空间。

在之前同她的一次聊天中，我们聊了很多关于医药投资前景和未来市场走向的话题。她说："医药行业包罗万象，有消费属性的家庭用药和器械，也有科技属性的创新药，还有周期属性的原料药。不同子领域商业模式差异比较大，个股之间差异也很大，理论上来讲适合自下而上的选股方式，但我喜欢通过自上而下的分析框架寻找产业性、趋势性的机会。我个人比较擅长的，是从细分子行业里面找到具有产业特征的趋势性机会。"

她的投资流程可以简单分为三步：首先，自上而下寻找有机会的子领域；其次，确定不同子领域在组合中的配置比例；最后，筛选个股。

这种基于宏观视角的判断有三个好处：第一，不会错过大的产业性机会。第二，有助于对估值有更加深刻的理解。产业景气度提升的趋势性机会，往往伴随着估值和业绩的双升，这是投资机会中的"蜜糖"。第三，全盘视角可以使她对组合结构先有一个清晰的目标，而不是通过自下而上选股来被动决定组合的构建。赵蓓正是把医药行业看作一个池塘，自上而下的宏观视角可以让她清晰地看到哪里鱼多，哪里鱼少，然后重配鱼多的产业。而单纯的自下而上选股往往像扎进池塘里抓鱼，抓不抓得到偶然性都比较大。

除此之外，赵蓓喜欢寻找产业景气度变化带来的机会，因为变化初期市场往往会存在预期差，比较容易以低估值和低预期买到股票，获得估值和业绩双升的机会。产业景气度变化非常需要自上而下的宏观视角，它们有时候来自国家政策，有时候来自产业发展，有时候来自外部环境改变，等等。

赵蓓的投资风格是持股集中度比较高，持股周期比较长。她的组合中的股票大致有 20 只，看好的股票经常会买满到 10 个点，很多股票买完了就会持有很多年，所以换手率在市场中一直也是比较低的。她认为，集中持股的置信度会比分散持股要高。医药行业大概有 300 多只股票，从里面挑选出 20 只股票的准确度肯定比选出 100 只股票的准确度要高。人的精力是有限的，持股聚焦意味着研究聚焦，这会带来研究准确度的提升。如果明确看准了一个方向，她会把这个方向配置到上限，最大化地为她贡献超额收益。

在构建组合进行产业布局的时候，一方面，赵蓓认为医药行业与政策的相关性很强，因为国家在买单方中占了很大的比重，而且这个行业又涉及民生，所以国家政策对医药行业的管控一直是比较严的。我们又处在新医改下的中国，政策在不同的阶段也会有渐进的变化，所以对政策的把握是分析医药行业的关键，是最主要的一个变量。另一方面，赵蓓觉得产业发展的趋势是人力无法改变的，正像中国的工程师红利使得制造业由最初的低端慢慢向高端变迁，这是产业因素带来的必然趋势。这一趋势在很多行业都有体现，比如 CDMO 行业正由之前以供应中间体为主，慢慢向供应原料药甚至制剂升级；仿制药、原料药从之前以供给非规范市场为主向供给规范市场升级；我国制剂出口、器械出口在全球的份额也在快速提升。

自上而下做投资的少数派

朱昂：你是少数用自上而下的框架做医药股投资的，那么你认为医药行业哪里"鱼"比较多？

赵蓓：我是 2008 年入行的，入行之后就迎来了新医改，过去十年多的时间，新医改决定了行业变迁的方向。新医改虽然要持续很长时间，但国家的思路是很清晰的。我可以做一个简单的回顾，能更好地体现我自上而下的分析框架。

第一个阶段，全民医保。从 2009 年国家新医改正式开始至 2011年是全行业扩容的阶段，这个阶段最主要的变量就是全民医保，国家推出了城镇居民医疗保险和新农合，投入了大量补贴，实现了医保全覆盖，而在这之前，只有两亿多城镇职工有医保。全民医保带来了全行业扩容，反映在资本市场上，很多上市公司都有 50% 以上的增速。那个阶段主流药品多是 2006 年以前批的药，主要以仿制药、辅助用药、中药为主，"独家品种"最受市场欢迎。药企那个时候的研发投入并不高，市场上也基本没有创新药。

第二个阶段，医保控费。在实现了全民医保之后，快速扩容阶段结束，为了提高医保资金的使用效率，医保控费从 2011 年开始就成为整个行业的重要变量。刚开始最直接的手段是降低药品价格，导致药品首先承压。当时我还在做医药行业研究员，基于这种产业趋势，就在公司内部重推了政策鼓励的医疗服务板块，规避了承压的药品板块。政策的思路是取消"以药养医"的模式，降低药品在整个行业中的比重，提升医疗服务在行业中的占比，医疗服务一定是"鱼"比较多的地方，后来也证明我当时抓住了这样一个产业性机会，获得了非常好的超额收益。

第三个阶段，创新抬头，并购大潮。2013 ~ 2015 年是一级市场大发展的阶段，国家提倡"大众创业、万众创新"，大批一级市场资金投入了具有创新技术的创业企业，其中创新的生物技术、药品、器械在这波大潮中迎来了历史性的发展机遇。我当时较早去学习了基因测序、细胞治疗、互联网医疗等知识，布局了二级市场，通过并购进入这些前沿领域的公司。而且从那以后，我一直都保持着和一级市场的投资者及创业者进行紧密沟通的习惯，我觉得对一级市场的学习非常有助于二级市场的投资。一方面，一级市场对前沿技术的跟踪会比二级市场更超前；另一方面，一级市场多数投的都是没有任何收入和利润的初创型企业，用于这类企业的估值方法对在二级市场上的创新管线估值也有很好的指导意义。

第四个阶段，药监系统改革和医保系统配套。2015 年对中国医药创新是历史性的一个年份，这一年，国家食品药品监督管理总局对药监系统进行了大刀阔斧的改革，一方面，鼓励创新，推出了创新药和器械的优先审评审批制度；另一方面，推出了仿制药一致性评价制度，提高了仿制药的质量层次。医保系统在之后推出了创新药价格谈判制度，使创新药可以通过价格谈判的形式快速进入医保，这意味着创新药的放量加速。而仿制药则通过集采的方式进行降价和集中度的提升。

2019 年初我们对医药行业进行了梳理和十年展望，归纳出两张行业结构的饼图，看到了整个池塘里面的鱼群分布。我们先对 2017 年中国卫生总费用结构做了梳理，并且测算了不同细分子行业到 2027 年的占比。

　　我们发现医疗服务占卫生总费用的比例会从 51% 上升到 74%，仿制药会从 17% 下降到 6%，创新药会从不足 1% 提高到 7%，中药会从 12% 下降到 6%，辅助用药会从 3% 下降到零，医疗器械会从 15% 下降到 6%。从这个变化中，我们看到医疗服务的长期景气度很高，创新药也有非常大的产业机会，医疗器械的比重虽然会下降，但主要压缩的是流通环节，出厂端还是会有稳定增长，具有创新能力的细分领域龙头依然有很大的市场空间。而仿制药、中药和辅助用药则会面临长期景气度下滑的风险。

　　基于这个对中长期前景的分析，我们可以清晰地看到，创新药、医疗服务、医疗器械是鱼多的池塘，而仿制药、中药、辅助用药是鱼少的池塘。基于此，我对组合中各个子领域的仓位占比就有了一个判断。我们其实很早就布局了创新药产业，在 2015 年暴跌的时候对 A 股某医药龙头公司重配到 10 个点，至今我的组合一直维持这个比例没有动过。这家公司的静态估值也出现了很大提高，我们用美股对创新药管线估值的方法来对这家公司的研发管线进行估值，用传统方法对现有业务进行估值，加总之后发现这家公司的市值其实一直都在合理范围内，没有明显高估，这使得我们可以一直坚定地持有。同样基于对创新药产业的研究，我们也比较早地重配了 CMO[⊖]和 CRO 产业链。

　　过去几年，只要有比较大的产业变化，我都会努力做到快速反应，在预期比较低的时候去重配来获得超额收益。我觉得把一个产业发展的趋势看清楚，会给我们更大的准确度和敢于重配的信心。

　　朱昂：在构建组合进行产业布局的时候，你怎么能够找到向上的行业，避免向下的产业？

　　⊖ contract manufacturing organization，合同生产组织。

赵蓓：一方面，医药行业与政策的相关性很强，因为国家在买单方中占了很大的比重，而且这个行业又涉及民生，所以国家政策对医药行业的管控一直是比较严的。我们又处在新医改下的中国，政策在不同的阶段也会有渐进的变化，所以对政策的把握是分析医药行业的关键，是最主要的一个变量。

另一方面，产业发展的趋势是人力无法改变的，正像中国的工程师红利使得制造业由最初的低端慢慢向高端变迁，这是产业因素带来的必然趋势。这一趋势在很多行业都有体现，比如 CDMO 行业正由之前以供应中间体为主，慢慢向供应原料药甚至制剂升级；仿制药、原料药从之前以供给非规范市场为主向供给规范市场升级；我国制剂出口、器械出口在全球的份额也在快速提升。

长期景气度决定了估值的变化

朱昂：你提到医药行业子领域差异比较大，那你是怎么对不同的子行业估值的？

赵蓓：估值是很重要的，做投资很多时候是在考虑估值。对医药行业这种稳定成长的行业来说，盈利预测准确度是很高的，所以股价的波动很多时候来自估值的波动而不是业绩预期的波动。相对于业绩反映的是当下，估值反映的是投资者对公司长期成长性的预期。估值可以分成 Alpha 部分和 Beta 部分。Beta 部分是跟着市场无风险收益率走的，会共涨共跌，而 Alpha 部分则是不同公司差异所在，是超额收益的主要来源。Alpha 其实是一个相对估值的概念，主要考虑哪些公司估值会提升，哪些公司估值会下降。从相对估值的角度来讲，景气度高的子行业估值一定会提升，景气度低的子行业估值一定会下降。

具体一点，比如创新药产业很长时间都可以维持较好的增速，用我刚提到的饼图来模拟，发现这个产业未来十年的复合增长率都在30%以上，放眼全球这种持续高增长的产业机会也是罕见的。所以这种行业的估值一定会走高。

再比如医药流通，这是一个非常典型的领域，之前有三四十倍的估值，但是现在很多企业只有七八倍的估值。这反映了一旦行业失去了成长性，估值就会跌到一个非常低的位置。包括过去几年仿制药的估值也跌了很多，背后的原因就是集中采购政策出现变化，导致市场对仿制药未来的成长开始担忧。这就是我一直强调的，景气度不好的行业不要去碰，再便宜也可能是价值陷阱。

我会先在景气度高的领域里面挑选股票，再去看哪些估值合理，哪些估值贵了。成长性是重中之重，能维持长期成长性，估值高一些也能被消化。失去了成长性，那么再便宜也可能继续下跌。

朱昂：你前面提到重仓的医药龙头，如果没有记错，这家公司的市值已经超过了日本的武田制药，但利润比武田制药小很多，这个问题你怎么看？

赵蓓：这家公司市值超过武田制药是很正常的。首先，中国是全球第二大药品市场，未来与全球第一大市场美国的差距会越来越小，而日本市场规模仅是中国的 1/3 ~ 1/2，行业增长也慢于中国，所以这家公司在中国内需型市场的增长潜力远高于武田制药在日本的潜力。其次，从全球化的角度看，公司的研发管线过去十几年投得非常好，全球比较新的靶点，公司都有布局，即使和全球最前沿的技术水平相比，也只相差几年时间，公司正在从模仿别人，到技术比别人更好，再到技术达到行业顶尖进行创新转型，未来在国际市场同样面临很大的机会。另外，从历史经验看，在 1992 ~ 2002 年日本加入 ICH 以及武田制药在美国获批兰索拉唑、吡格列酮、坎地沙坦等创新药的十年，武田制药也经历了估值、市值、业绩的提升。从这个角度看，我们选取的公司现在正处于快速成长期，其市值还有很大的空间。

超额收益源于把握了时代脉络

朱昂： 近三年你的业绩一直排在非常靠前的位置，今年更是排名市场前 1%，你认为自己 Alpha 的来源是什么？

赵蓓： 能抓住 Alpha 的原因主要有两个。第一，自上而下的视角，能够看到大的产业机会，对里面的核心公司进行重配，让它们最大化地贡献超额收益。

第二，我们的研究团队有着非常好的合作机制。目前的医药团队有五位成员，我们均有医药背景，但又差异互补，比如我有药学和金融学复合背景，另外一位基金经理谭冬寒有医学背景，三位研究员分别有生物学背景、药学背景、化学和金融复合背景，不同的背景代表了不同的专业擅长和思维差异，有利于互相查漏补缺。尽管我们五个人专业背景有差异，但风格却很一致，都喜欢踏实认真做产业研究。我在管理组合时，很多时候是团队一起研究个股的，我们抓住的很多机会都离不开团队对个股深度的研究。

今年的业绩有部分原因是我们的疫情受益标的比例比较高。但是，我们并不是疫情来了就仓促去布局这个主题，而是之前我们就战略看好医疗器械领域的一些细分产业龙头并且重配了这一领域。疫情加重以后，我们加大了相关受益公司（主要是监护仪呼吸机设备、检测试剂、防护用品等）的配置比例，这些公司其实都是之前就有的持仓，我们也一直都保持了紧密的跟踪，所以我们才能够做到快速反应。

朱昂：你平时对标的的管理是怎样的，覆盖或放入跟踪模型的公司会有多少个？

赵蓓： 个股覆盖我们团队也有分工，每个研究员在每个阶段重点覆盖的标的大致是 8 ~ 10 只，目前我们研究团队 5 个人，重点覆盖的股票有 40 ~ 50 只。其实通过自上而下的框架梳理之后，会发现需要重点覆盖的股票是很有限的，研究深度远比研究广度要重要，所以我并不提倡研究员覆盖很多股票，但是我们每个阶段需要重点覆盖的公司是根据产业变化趋势动态调整的。

挖掘好赛道中的机会

朱昂：医疗服务是你非常看好的子行业，目前 A 股在医疗服务主要有眼科、牙科和体检三家主要的公司，你对它们有什么看法吗？

赵蓓： 这三家公司都是非常出色的公司。这家眼科公司属于"大众情人"，没有什么瑕疵，管理层也非常优秀。这三家公司采取的都是连锁扩张模式，眼科公司在发展过程中，创造性地推出了"合伙人计划"和并购基金，解决了复制扩张过程中人的问题和钱的问题，堪称绝妙，为公司的快速持续扩张奠定了很好的基础。从公司在眼科领域连锁复制的市场空间、体外并购基金蓄水池与体内医院规模的比较，可以算出未来10年公司还能保持25% ~ 30%的业绩增速，仍然还有10倍的成长空间。

A股的这家牙科连锁公司，我配置得比较多，主要是因为有机会在市场预期比较低的时候买入，它是我比较喜欢的早期有预期差的公司。尽管这家公司目前业务主要在浙江省内，省外扩张还没有完全证明自己，但它在浙江省内的市场份额和那家眼科龙头在全国的市场份额差不多。这意味着，虽然一家是浙江省内的连锁公司，一家是全国性连锁公司，但它们的份额空间是一样的，即使还没有走出浙江，但不会很快遇到天花板。公司现在已经开始省外扩张，先期的医院经营势头很好，未来有可能成为全国布局的公司，进一步打开成长空间。

A股这家体检龙头这两年遇到一些波折，但我觉得长期依然值得看好。有投资者觉得体检业务主要是To B的，海外没有这个产业，觉得是个风险点。但我觉得既然这个产业已经做出来了，就有其合理性。未来随着人们对健康的追求越来越高，疾病的早期筛查一定是个非常大的市场。随着体检产品越来越充实，需求也会越来越刚性，而且公司战略也明确未来会向To C发力。另外，公司的客户数量比前面两家公司多很多，这也是很有价值的。

这三家公司有一个共同特点：一直处于量价齐升的趋势中，而且这个趋势还能持续很长时间。

朱昂：你是怎么找到还没被市场挖掘到的机会的？

赵蓓：挖掘有预期差的品种，一方面，要从"鱼多的地方"找大家还没有过多研究、认识还不足够充分、估值还没有被炒起来的标的；另一方面，我个人很喜欢变化，因为一旦有变化，就考验谁反应快，这种时候有预期差的品种就容易显露出来。这里的变化可能来自政策变动，也可能来自事件推动，比如这次新冠肺炎疫情，它的影响不一定是短期的，很可能带来长期的改变。

医药投资的横向对比

朱昂：医药行业的子行业比较多，你在研究子行业的时候会横向与其他行业进行对比吗？

赵蓓：会的，医药行业包罗万象，创新药板块具有科技股属性，家庭用药品和器械又有消费属性，原料药又特别像化工行业，所以我在研究这些产业的时候，也会去学习其他的产业和比较有代表性的公司，学习它们的分析框架和投资逻辑，我觉得这对研究医药行业是非常有帮助的。

举个例子，比如我们在研究 CRO 行业时，发现临床研发外包业务和软件外包业务类似，都是人力密集型行业，收入增速基本和业务员人数增速相当，所以关注当年人员的扩张速度就能大致预测这家公司第二年的增长。

另外，医药里面的 OTC 行业和消费品行业很像。前几年研究两个传统品牌中药企业主要产品提价的持续性，就是学习了茅台和豪宅的提价逻辑，这类产品有一个共同特点，就是供给受限，它们的提价并不是要所有人接受，而是只要它们的目标客户能接受就可以了。所以对比两家品牌中药企业，一个一年的产量只需要几万人使用，另一个一年需要几百万人使用，那么一定是目标用户人群比较少的提价的持续性更强，从而我们就知道哪家公司的定价权更强。

新冠肺炎疫情海外风险更大

朱昂：你怎么看此次新冠肺炎疫情的影响？

赵蓓： 目前中国已经控制住了，而且严防死守，风险已经很小了。但是海外确实很严重，美国已经成了焦点。

我个人认为美国的持续时间应该会比中国更长，但是美国的医疗体系本身基础比较好，ICU和医院床位的配备率都比中国高很多倍，如果重视应对的话，并不会出现严重的医疗挤兑，所以控制住只是时间问题，只是时间比较长的话，对经济的影响也会更持久。

对中国医药行业来说，或许未来国家会加大对传染科或ICU的配置，上个月中央政治局常委会上也提到了这一点，之后国家是不是会进一步加大投入是有待观察的。

海外疫情对我国医药行业有影响，疫情相关的需求有拉动，之前受到拉动的中国疫情的标的，现在又受到海外疫情的拉动了，这个表现很可能会持续一段时间。

对于跟疫情无关的产业来说，影响应该不是特别大，中国医药产业以内需为主，需要关注的是CRO产业链，疫情对美国经济影响有多大，会不会影响药企的研发投入。

***

俗话说得好："选择比努力更重要。"这并不是让我们停止努力去完全靠运气取得成功，而是让我们掌握与众不同的思考方式。对我们普通人来说，赵蓓的投资框架把"方向"放在了第一位。她非常重视细分子行业的中长期前景，通过前瞻性的研究，对医疗服务子行业进行了重仓。如果一个行业中长期前景向上，那么估值至少能够维持住，甚至向上；而如果一个行业中长期前景向下，那么会出现杀估值的现象。选择正确的"赛道"，能大大提高我们的投资效率。

投资理念与观点

▶ 通过自上而下的分析框架寻找产业性、趋势性的机会。

▶ 从相对估值的角度来讲，景气度高的子行业估值一定会提升，景气度低的子行业估值一定会下降。

▶ 一旦有变化，就考验谁反应快，这种时候有预期差的品种就容易显露出来。

▶ 对一级市场的学习非常有助于二级市场的投资，一方面，一级市场对前沿技术的跟踪会比二级市场更超前；另一方面，一级市场多数投的都是没有任何收入和利润的初创型企业，用于这类企业的估值方法也对在二级市场上的创新管线估值有很好的指导意义。

▶ 医疗服务的长期景气度很高，创新药也有非常大的产业机会，医疗器械的比重虽然会下降，但主要压缩的是流通环节，出厂端还是会有稳定增长。

第 10 章

以年为维度，找到医药行业的十倍股

访谈对象：颜媛

访谈日期：2020 年 10 月 10 日

颜媛告诉我们，她是误打误撞进入医学领域的。她最初进入武汉大学学习生物技术的时候，并不清楚这个专业是做什么的。但是四年的大学生涯让她发现自己特别喜欢这个领域。于是在学习了完整的医学方面的课程后，她被保送到了北京大学的生命科学学院，师从著名的程和平教授。

颜媛的内心热爱研究，但并不想去做生物医药基础方面的工作。在读研究生的时候，她去了现在的国务院发展研究中心，系统学习了经济学方面的课程。2008 年博士毕业之后，她就进入了资产管理行业，一直到今天。可以说，她对于医药行业的研究和投资，已经有超过 10 年的经历。

我们以颜媛管理时间最长的产品为例，这只产品从 2017 年12 月 4 日至 2020 年 10 月 10 日，取得了 120.79% 的总收益。其中，2020 年以来（截止到 10 月 10 日），这只产品取得了 77.16% 的收益，排在 1398 只同类产品的第六，过去两年的收益率都在市场前 10% 的位置。

颜媛的投资风格有一个很大的特点：买股票以年为时间维度。她的组合换手率很低，重仓股变化不大，持股的周期很长。许多重仓的公司在买入之前已经跟踪了很多年。颜媛告诉我们，今天呈现出来的组合是她过去几年深度研究的映射，而今天的深度研究也会成为明天投资决策的沉淀。

颜媛大部分时间并不是在研究股票，而是在研究产业。她很喜欢和产业内的人打交道，参加了许多医药行业的学术会议，从中了解了医药行业的产业趋势变化。她还会定期去海外调研，与日本、美国、以色列等国家的优秀医疗企业交流。她从来不会因为一只股票涨了 30%，就去做研究。在她的持仓中，有一大批涨了几倍的股票。这一批股票的巨大收益，都来自深度研究和长期持有。

颜媛相信，好公司是能够获得好价格的。这个好价格是动态而非静态的，意味着你必须更前瞻地看到公司的增长潜力，以一个动态便宜的价格买入。

颜媛入行至今，见证了 A 股市场医药行业过去十几年的变迁，发现医药是非常好的行业。2008 年她刚入行时，医药行业占市值的比重只有 2% ~ 3%，是一个很小的行业。2010 年之后，中国的人口结构出现了很大变化，人口红利逐步消失，老龄化开始显现，医药行业在需求端出现了很大的变化。

颜嫒通过横向对比美国、日本还有其他资本市场发展的历程，发现医药是一个蓬勃发展的行业，长期能够跑赢市场。而且无论是三年、五年还是十年，都能诞生很多牛股。在中国，医药行业的需求正处于快速提升的阶段，中长期能找到很多的投资机会。

颜嫒认为，医药里面有许多子行业，都是伴随着整个大行业的变革而快速增长的。十年前，医保的目标是实现全覆盖，当时行业里面不同质地的企业都实现了快速发展。2012 年之后，医药行业出现结构性变化，无论是药品端、医保端还是医疗服务端，都从全覆盖转向了让病人得到更好的药品质量，让医生能够更规范地进行治疗。医药行业的投资，也必须跟着产业未来发展的方向。

医药行业的大牛股来自产业趋势变化

朱昂：能否先做一个简单的自我介绍？

颜媛：我本科就读于武汉大学生物技术专业，一开始误打误撞进入了这个领域，但四年学习后发现自己很喜欢。在读本科的时候，我很专注地学习了完整的药学方面的课程，毕业以后保送到了北京大学生命科学学院，师从中国科学院院士程和平教授。

我自己是很喜欢研究的，但并不想去做生物医药基础方面的工作。所以在读研究生的时候，我去了现在的国务院发展研究中心，系统学习了经济学方面的课程。2008 年博士毕业之后就进入了资产管理行业，2009 年进入基金公司，工作基本上以医药行业的研究为主，2015 年开始做投资，目前管理 2 只医药基金。

朱昂：接下来聊聊你的投资框架吧？

颜媛：我入行至今，见证了 A 股市场医药行业过去十几年的变迁，发现医药是非常好的行业。2008 年刚入行时，医药行业占市值的比重只有 2% ~ 3%，是一个很小的行业。2010 年之后，中国的人口结构出现了很大变化，人口红利逐步消失，老龄化开始显现，医药行业在需求端出现了很大的变化。

我们看美国、日本还有其他资本市场发展的历程，医药都是一个蓬勃发展的行业，长期能够跑赢市场。而且无论是三年、五年还是十年，都能诞生很多牛股。在中国，医药行业的需求正处于快速提升的阶段，中长期能找到很多的投资机会。

我是研究员出身，最初做投资比较偏向自下而上选股，但是做了一段时间后发现，完全自下而上会导致组合锐利度不够。于是我把自上而下的中观视角引入投资框架，同时对子行业进行比较，先把当下阶段发展速度较快的子行业挑选出来，然后再结合自下而上选择投资标的。

医药里面有许多子行业，都是伴随着整个大行业的变革而快速增长的。十年前，医保的目标是实现全覆盖，当时行业里面不同质地的企业都实现了快速发展。2012 年之后，医药行业出现结构性变化，无论是药品端、医保端还是医疗服务端，都从全覆盖转向了让病人得到更好的药品质量，让医生能够更规范地进行治疗。医药行业的投资，也必须跟着产业未来发展的方向。

站在当下的产业发展阶段，我觉得医药行业的投资机会来自三个产业方向。

首先，我看好医药的科技创新，包括创新药和创新器械，以及与创新相关的医疗研发服务商和创新疫苗。

其次，我看好医药的国际化。类似于 2000 年左右，日本就有一批医药企业具备了全球化的竞争力。日本的武田制药就是在那个阶段向欧美市场销售重磅新药的。过去我们的竞争力在产品外包，这几年我们在特色原料药上已经显现了全球化的竞争力。随着中国企业拿到海外批文的速度在加快，相信未来中国的医药制造也会具备国际竞争力。

最后，我看好医药行业的消费升级。今天的药品开始带有消费升级的属性。比如说许多家长愿意出更多的钱让孩子打更好的疫苗；病人得了肿瘤之后，不仅可以使用传统的化疗和手术，也可以使用更好的免疫治疗药物；医美方面的消费需求也在快速增长；还出现了一些治疗孩子过敏的药品。这些都是医药中的可选消费品，受益于整个消费升级的大趋势，用户在这些可选医药消费品上的支出会不断提高。

持股周期要以年为维度

朱昂：再讲讲个股，你在个股选择上有什么标准？

颜媛：第一，这个公司要在一个比较好的细分领域中，这就呼应了前面提到的自上而下的中观视角。

第二，这个公司要有比较强的竞争力或者较宽的护城河。

第三，公司的管理层要比较稳定，最好有一个比较强大的管理团队，不会经常出现管理层的变动。

第四，公司的资产负债表和现金流量表足够健康。我会规避利润比较好但实际上透支了资产负债表的公司。

朱昂：从你的持仓特点可以发现，你的换手率比较低，而且持股集中度比较高，持股周期比较长，这是否代表你在个股选择上，看的时间周期会比较长？

颜媛：对于二级市场投资人来说，要想明白自己在赚什么钱。我希望去赚一个公司从小变大的钱，通过享受公司长大的过程，获得投资收益的回报。

我希望的持股周期是以年计的，一旦买了一个公司，就会基于公司的发展做判断，要把公司未来几年的发展想得比较清楚。我也不太喜欢买位置太高的公司，希望能找到市场上还有充分上涨空间的公司，长期持有。

把投资和研究分开，今天的组合来自过去的研究

朱昂：你不喜欢买的价格太高，但好公司都很贵，你如何找到没有被市场充分挖掘的好公司？

颜媛：这两年通过深度研究，找到了一些相对独家的公司，这里面很重要的原因是，我对于许多公司的基本面跟踪了许多年，这样就会对行业的微小变化很敏感。

比如说医药行业有一个做玻璃包装的公司，我在公司刚上市的时候就开始跟踪。这个公司的基本面很不错，但当时的公司股权结构并没有达到最优，导致管理层和股东的利益诉求并不一致。我就一直在研究观望。

到了 2016 年，公司开始做管理层定增，在敏锐地发现这个情况后，我马上就把它买成了重仓股。我 2017 年发行的产品，一成立就重仓买入了这个公司，一直持有到今年才全部卖出，获得了非常丰厚的投资回报。

朱昂：你为什么会那么早关注这个公司？许多人都把这个公司看作一个偏建材类的公司。

颜媛：这个要追溯到 2012 年，当时我去参加一个医药行业的学术研讨会，里面讲到中国的医药包装材料和海外相比有很大提升空

间。当时国内的医药包装材料和海外相比差别很大，而这个公司在
2012 年就拿到了一种新材料的批文。我判断，中国的医药包装公司
会逐步向海外靠拢。

同时，行业在 2017 年之后对产品的品质要求变高，公司会对包
装材料实施升级。过去是销售导向，现在变成了产品导向。

**朱昂：这个公司你持有了很长时间，赚到了很高的收益，许多人
赚了 50% 就走了，是什么让你能持有那么长时间？**

颜媛：我在买一个公司的时候，会想好在什么阶段退出，测算公
司未来 3 ~ 5 年的盈利增长情况，再给予一个合理的估值，然后倒回
来去测算买入时的潜在收益率。投资是一个概率游戏，但我们通过深
入研究和对产业的认知，不断提高出手的胜率。我希望胜率能够达到
70% ~ 80%，甚至更高。

朱昂：能否再分享一个代表你投资理念的案例？

颜媛：再谈一个做乙肝疫苗的公司，这个公司我持有了一年半左
右，不算特别长，但是获得了好几倍的收益。我前面提到过，今天的
投资很多来自过去的研究，包括我现在做的研究，很有可能是为了几
年后的投资。

疫苗行业的转折点在 2015 年。在此之前，疫苗行业的竞争格
局不断恶化，没有新产品推出，行业的整体增速也低，不是一个好
行业。到了 2015 年，一些新的疫苗开始获批，新产品上来就能大
卖。但在 2016 年山东疫苗事件出现后，行业的快速发展又延后了
一段时间。

而这个公司的产品是 2017 年获批的，当时我并不想去追高。但

2018 年长春疫苗事件的发生，给了我一个很好的买点。

2018 年我准备买这个公司的时候，其市值只有 200 多亿元，公司的产品线非常好，而且整个行业也慢慢向创新这个方面转变。我在 2019 年一季度就把这个公司买入到重仓，后来在比较短的时间内，公司的市值就突破了千亿。

超额收益来自更深入的产业认知

朱昂：你在买入的时候，就会思考大致在什么阶段退出？

颜媛：是的，我很在乎预期回报率。我会想好在公司大概发展到什么阶段后，开始降低持仓。我买公司，也不希望赚个 15% 或者 20% 就走人，我希望能够在 3 ~ 5 年内，赚到两三倍的回报。

我今天买入的品种，都来自过去的研究；我今天做的研究，也都是为了未来某一天的持仓。前面也提到过，我的投资是从年的角度出发的。

要在一个公司上获得比较大回报的出发点是，你需要对产业和公司都有比其他人更深入的认知。我买入的一个公司，不一定要是这个行业绝对的龙头，关键是能对这个公司建立优于别人的认知，并且这个公司本身能提供比较好的预期回报。

朱昂：所以重仓的公司，都是跟踪好几年的？

颜媛：是这样的，我会对许多公司进行持续的跟踪。医药是一个比较慢的行业，但是跟踪是必要的。当然，大多数跟踪未必会对投资决策造成本质的影响，很多跟踪可能是噪声。比如说有些公司短期的销售数据并不好，但是公司处在一个量变到质变的过程中，不能因为短期数据不好就把公司卖掉。

组合要反映产业趋势

朱昂：在组合构建上，你会有什么想法吗？

颜媛： 前两天看张磊的文章，里面有句话说得很好："投资要随着产业的发展而变化。"我觉得组合一定要反映你对产业未来发展趋势的判断。之前也有人问我，组合变化那么少，是不是两年前就看好了这些产业的趋势？我说是的，我在 2018 年年中内部报告中写的行业判断，与今天的产业趋势大方向是基本一致的。

当然，如果我对产业发展看错了，也会随时去修改纠正。

朱昂：你怎么找到产业趋势未来新的方向或者变化？

颜媛： 这个确实不那么容易。我会经常和产业里面的人沟通，包括我原来读书时的老师、我的同学和校友。我经常去参加一些产业论坛，有二级市场的会议，但更多是产业研究的行业会议和论坛。我也经常出国调研，去过日本、印度、美国、以色列等国家，把这些国家有代表性的医药公司都看了一遍，这对我理解产业的变化有很大帮助。

朱昂：那么你觉得中国医药行业和海外相比，市值空间最大的领域在哪里？

颜媛： 一定是创新，包括创新药和创新器械。

朱昂：**那么这里面出来的，会是目前具有渠道优势的龙头医药公司，还是具有产品创新能力的公司？**

颜媛：我们看美国的纳斯达克，里面真正能够做出来的生物医药公司很少，我更看好大型平台医药公司。或许会有公司从生物医药公司成长成为大型平台医药公司。

所以我们也看到对于医药公司的估值从过去的市盈率估值方法，转向了用现金流折现模型对每一条管线进行估值。这里面的估值就很复杂，需要对每一个产品的定价、未来的渗透率、销售额等进行测算。

朱昂：**你怎么看医疗服务这个行业？**

颜媛：我很看好这个领域，它属于消费升级的方向。中国的医疗服务并不是能力差，而是用户体验差，去看一个医生要排很长的队。所以未来，民营医疗服务公司会崛起。

医药投资对专业性要求越来越高

朱昂：**相比过去，你觉得医药行业的投资有什么变化吗？**

颜媛：我觉得今天医药行业投资比过去难很多。过去医药行业很像消费品行业，投资相对比较容易。今天有了越来越多的创新药和创新器械公司，医药行业投资对专业性要求变得很高。许多产品我们要在没有上市之前，就了解临床效果。

前几天我们内部也在讨论一个创新药公司，许多人不懂什么是PD-One，什么是适应证，那么理解这个公司就会很费劲。

朱昂：你最近会发一只和科技基金经理张丹华共同管理的产品，由两个基金经理来管理一个产品是比较少见的，能否谈谈原因？

颜媛： 我觉得越来越多的领域需要跨界研究，有许多公司的商业模式是"医药＋科技"的结合，通过把医药和科技的研究相结合，能够在一些新兴领域发现更多的投资标的。况且，大科技和大健康都是长期能挖掘出牛股、给投资者带来较大回报的好赛道。

朱昂：这个产品中的持仓，会不会把现有产品持仓简单复制呢？

颜媛： 这是不会的，我们会在当下时点重新审视，选择出较好的投资机会，我和张丹华会合作管理这个产品，希望实现 1 加 1 大于 2 的效果。

朱昂：在你的投资生涯中，有什么突变点或者飞跃点吗？

颜媛： 虽然我一直是研究医药行业的，但是一开始做投资时管理的是一只消费品基金。投资上，我是先做消费品投资，再做医药投资。这点对我帮助很大，让我认识到能力圈以外的钱并不好赚。我也发现医药是一个很好的行业，有各种各样的投资机会，所以这几年我会专注在医药行业的投资了。

***

投资中我有一句原创的话：短期的交易很拥挤，长期的交易并不拥挤。投资中要判断明天的涨跌是最难的，判断下个月的涨跌也很难，但是如果以年为时间周期做投资，就会发现容易很多。华尔街也有大量的研究证明，短期的波动是随机漫步，长期的波动是跟随基本面变化的。颜媛的投资买到了许多牛股，是用长期持有作为"代价"

换来的。当一个基金经理愿意用真正的长期去做投资时，其实已经赢在了起跑线上。

投资理念与观点

▶ 站在当下的产业发展阶段，我觉得医药行业的投资机会来自三个产业方向……医药的科技创新……医药的国际化……医药行业的消费升级。

▶ 我希望的持股周期是以年计的。

▶ 我今天买入的品种，都来自过去的研究；我今天做的研究，也都是为了未来某一天的持仓。

▶ 要在一个公司上获得比较大回报的出发点是，你需要对产业和公司都有比其他人更深入的认知。

▶ 我觉得组合一定要反映你对产业未来发展趋势的判断。

第 11 章

长期持有龙头让投资
变得更 "笃定"

访谈对象：范洁

访谈日期：2021 年 1 月 4 日

    范洁属于"科班出身"的医药基金经理。由于投资医药这个行业对专业度要求极高，许多基金经理都是学医出身的，即使不做基金经理，也会成为优秀的医生，范洁也不例外。她本科就读于复旦大学的生物科学专业，毕业之后被保送到了国内最好的医学院之一北京协和医学院就读医学硕士。在读书期间，范洁发现自己对于金融领域的兴趣更浓厚一些，在和一些毕业后的师兄师姐交流后，范洁决定转行进入金融领域。于是，在从协和毕业后，范洁又去了香港科技大学读了经济学的硕士。

    2014 年范洁进入基金公司，从一名医药行业的研究员做起，到了 2018 年开始做基金经理。她管理的一只医药基金在 2020 年取得了 121.61% 的收益，是所有医药基金中的第一名。

作为一名中生代基金经理，范洁的投资体系在过去三年有过迭代，最大的变化是对持仓变得更加"笃定"，不会因为短期波动而产生情绪的波动。在投资过程中，她选择集中持有最优秀的公司，对这些公司她都有非常深度的基本面研究，她会用 3～5 年的维度去看每一个买入的公司。此外，她认为公司价值最终是由人创造的，因此她非常看重管理层的价值观，对于价值观有瑕疵的公司，坚决回避。

在生活中，范洁有着很高的艺术修养，从小就在画画上展现了极高的天赋，还拿过全国大奖。她告诉我们，如果不做基金经理，她或许会成为一名艺术家。当然，投资本来就是科学和艺术的结合，范洁或许已经是一名投资中的艺术家了。

许多人刚开始做投资的时候，都会把估值放在特别重要的位置，买股票不敢追高，赚了钱不敢加仓。范洁一开始做投资的时候，也有过这样的困惑，她最初的组合以低估值公司为主，但是市场定价也有合理的地方，低估值的公司通常都有一些瑕疵。特别是像医药这种全市场关注度很高的行业，便宜通常有便宜的道理。

在范洁最初的投资生涯中，她遇到了 2018 年医药股的大熊市。事实上，带量采购背后是传统医药模式的调整，医保局开始鼓励创新药，对过去的仿制药进行了控制。这也导致一大批传统的医药企业股价大跌。在经历了这一次熊市后，范洁逐渐确定了今天的投资框架：在高景气赛道里面找到龙头企业，并且长期持有。

范洁的投资框架分为两个部分：①挑选出好的细分赛道；②挑选出好的公司。挑选好的细分赛道，属于医药投资的中观视角，关键看这个细分赛道的空间是否足够大。她认为在好赛道中做投资，选股成功的概率会高不少。

在公司选择上，除了传统的商业模式、竞争壁垒等，范洁尤为看重管理层。她告诉我们，如果管理层出现过不太诚信的行为，即便短期业绩增长再好，她也会一票否决。另一个重要的因素是预期收益率。范洁会看一个中长期预期收益率的水平，如果预期收益率不满足要求，就会卖出。

范洁的投资风格有一个非常鲜明的特点：持股的集中度很高，要么不买，要买就重仓，整个组合基本上不会有超过 20 只股票。我们知道，深度研究通常会对应集中持股，如果买得不够多，那么做深度研究的意义就不大。对每一个买入的公司，范洁都会做财务模型的拆分和上下游产业链调研。她把超额收益的核心归结为重仓股经得起基本面的考验。

医药投资不能过度看估值，在高景气赛道买龙头

朱昂： 先做一个自我介绍吧。

范洁： 我本科毕业于复旦大学的生物科学专业，毕业之后被保送到北京协和医学院读了医学硕士。在读书的过程中，我发现自己的兴趣点还是在金融领域多一些，当时也和一些毕业的师兄师姐做过交流，发现行业研究员这个岗位更加适合自己。于是从协和毕业之后，我又去香港科技大学读了经济学的硕士。

我是在 2014 年进入基金公司的，从医药行业的研究员做起，到了 2017 年开始做基金经理。2018 年开始，和曲扬一起管理一只医药基金。

朱昂： 那么再说说你的投资框架吧？

范洁： 我的投资框架经历了几个阶段的变化，基本上 2018 ~ 2020 年，每一个自然年度都有一些投资框架的进步。

2018 年我刚开始管理公募基金产品，当时内心有些畏惧，体现在两点：第一，不敢追高；第二，不敢加仓。当时买股票，生怕给持有人亏钱，这也导致我所管理基金的前十大持仓都是一些增速还可以，但是估值偏低的股票。刚开始做投资的时候，总想着买一些估值偏低的股票，亏钱的概率就会小一些。

回头看，在医药行业做投资，过度看重低估值是有一些问题的。这个行业的市场关注度很高，研究团队也比较多，本质上不太会出现长期被严重错误定价的公司。许多长期处在低估值状态的公司，确实在经营模式和行业赛道上存在一些问题。估值的高低，也反映了全市

场投资人的一种投票结果，背后有一定的合理性。我理解了买股票不是估值越低越好，这是我投资框架的第一次变化。

到了 2018 年底，当我终于想明白医药行业的估值问题时，赶上了带量采购政策的出台。记得当时医药行业经历了一波特别大的回调，那也是我投资生涯中面临的第二次挑战。当行业出现如此大的调整时，内心确实会有一些恐惧，担心带量采购会对企业的利润造成不确定的扰动。于是进入 2019 年的时候，我们整体仓位偏低。后来我理解了，投资本身就是要面临许多不确定性的，这也是投资重要的组成部分，如果什么都确定了，哪会有什么超额收益。于是在 2019 年一季度的时候，我克服内心的忐忑，逐步把产品的仓位加了上去，这也是我投资框架的第二次变化。

第三次变化后就是我目前延续下来的投资框架：在高景气赛道里面找到龙头公司，并且长期持有。这一套投资框架，也和中国的资本市场比较契合。从那以后，我的产品表现有了明显提升。

医药行业是一个偏向自下而上做个股选择的行业，不太适合自上而下来做，也很难做到完整的行业比较。因为在许多公司上市之前，根本没有同行业的公司上市，找不到可比公司。但这并不意味着医药行业就不需要做中观研究。事实上，把握好的细分赛道很重要，要在市场空间足够大的赛道里面做投资。投资要做高概率的选择，在好的细分赛道中挑选出好公司的概率比较高，在比较差的细分赛道中挑选出好公司的概率就偏低。

在个股选择上，我主要观察几个因素：①业务模式是否可持续；②竞争壁垒是什么；③竞争优势在哪里；④现有政策的影响；⑤管理层是否诚信，以及是否有长期发展的规划和愿景。

前几个因素都可以通过定量的指标进行分析，后面对于人的判断是比较难的。然而，对于人的判断也很重要。无论在什么行业，事情最终都是人做出来的，一个公司能够发展成什么样子，与公司管理层的愿景和能力有很大关系。

很多公司刚上市的时候，都觉得挺好。时间长了，就能看到不同公司管理层经验能力的差异，最终会体现在巨大的公司发展差距上。我们肉眼看到的是财务指标的差距，背后本质上还是人的因素。

投资这件事，涉及价值观的问题。我们投资的成果，是一种价值观的体现。我在选择公司的时候，只要管理层历史上出现过不太诚信的行为，即便短期业绩增长再好，我也会一票否决。

最后是对估值的考虑，我认为估值反映的是全市场投资者投票的结果，我并不会把估值作为最重要的考量因素。

根据终端用户，对医药公司进行分类

朱昂：你的投资框架偏自下而上，但是医药板块的上市公司很多，差异也很大，你如何把好的公司挑选出来？

范洁：我做了很多年的医药行业研究，投资也专注在医药行业，对于行业有过长时间的覆盖。对整个医药行业的不同子行业和公司的大致运营情况，我内心是有一杆秤的。比如说当一个新政策出台时，我基本上会很快知道这个政策对哪些细分行业是利好，对哪些细分行业是利空。

对于这两年在实行注册制之后科创板和创业板新上来的一批公司，我会先根据公开的招股说明书对它们的业务模式和细分赛道进行一些研判。在这一批公司中，有些公司一家就代表一个子行业。

现在新的赛道也会出现上市公司了。对于这些不熟悉的公司，我会先做初步的跟踪，有了一定程度的了解后，再去进行深度覆盖。

朱昂：有些人会在医药行业中分好赛道和坏赛道，比如说许多人看好创新药这个赛道，你会这样分类吗？

范洁：我在医药行业的投资中，基本上不按照这种方法去做分类，因为不同类型公司的差异化程度是非常高的。我更喜欢用一个公司面对的终端用户进行划分。我觉得做投资应该有相对开放的心态，不要给某一类公司贴标签。比如说一个公司在仿制药这条赛道上，你就觉得这个公司再也没有机会了，这样思考的话，有可能会错过很好的投资机会。

通过对终端用户的分类，我们基本上能把医药行业里面的公司分为：对医院的、对个人的。相对来说，对个人的发展空间会更大一些。而对医院的模式，由于医院是公对公结算，会面临比较大的竞争压力。当然，如果一个公司真的在充分市场化的竞争中杀出来，也说明这个公司具有真正的竞争壁垒，能够获得比较大的市场份额。

针对病人的医药产品也分为两类。一种是具有消费品属性的产品，这一类只要产品比较好，大家的接受度都比较高，支付意愿也会比较强。还有一类是在医保项目中的，这一类产品的销售制约因素会比较多。

在我的投资框架中，会有一个风险收益模型，帮助我评估组合中不同公司的预期收益率变化。对每一只股票，我都只在乎公司未来的预期收益率是多少，不再关注之前这个公司涨了多少，或者跌了多少。我选择公司，是从 3 ~ 5 年的收益率维度出发的，忽略短期的波动，让自己很清楚地知道获得收益需要承担多少风险。

持仓集中度高，子行业分散

朱昂：在组合管理上，你是怎么做的？

范洁：在组合管理上，我有两个特点。第一，我的个股集中度非常高，我认为看好的公司就应该重仓持有。在我整个组合里面，基本上不会有超过 20 只股票。对于每一个买入的公司，我都会自己去做公司的财务模型和收入拆分，我也会亲自去做上下游产业链调研。

第二，我会不断去挖掘新的标的，并且每天检查自己组合的风险收益情况。如果看到新标的的风险收益特征更好，就会纳入组合，替换掉一部分原来的仓位。

整体上看，我的持仓集中度高，长期保持高仓位，通过对组合的动态调整进行管理。

朱昂：为什么你选择集中持股的方式？

范洁：一个人的精力毕竟有限，能持续跟踪的公司不会很多，持股太分散会导致对许多公司跟踪不过来。况且，医药行业虽然公司很多，但我觉得符合自己风险收益要求的公司并没有那么多。

虽然我持股比较集中，但是在细分子行业上会尽量做一些分散，不会在单一子行业持有过大的仓位。我不希望某个子行业出现调整，对净值波动造成很大影响。

朱昂：能否谈谈你对公司的深度研究有哪些步骤？

范洁：我会先从公司的财务报表出发，对资产负债表、现金流量表、利润表中的指标进行筛选。有些公司天生现金流很差，不能给投资者带来真实的现金回报。也有些公司天生利润很低，赚的都是辛苦钱。对于利润率比较高的公司，我会去判断背后的原因是什么，到底是天生商业模式好，还是通过政策或者产品力构建了很强的壁垒。

经过对财务报表的筛选，我会找出经营模式比较好，竞争力比较强的公司。之后，我会对公司的收入模型进行详细拆分，去理解公司创造价值的源头是什么。有一些是通过量的提升，有一些是通过价的提升，还有一些是通过不断扩张市场份额。在做模型拆分的时候，会看到公司的一些变化。比如说有些公司的销售费用突然增加或者下降了，我会尝试去理解这些变化的原因是什么。

对于自己暂时想不明白的问题，我也会去和行业专家或者上下游企业沟通，试图理解一个公司的全貌。当然，还有一点是和管理层沟通，去理解这是一个什么样的管理层，是否存在管理层风险等。在和管理层交流的过程中，大致能了解这个管理层是不是务实，有没有战略眼光。在调研公司的过程中，也能感受到一些公司治理方面的细节。我最终希望知道这个团队是不是靠谱。

超额收益的核心是个股经得起调整考验

朱昂：我看了你的公开持仓，一季度还持有不少连锁药店，为什

么那么看好药店？

范洁：药店是一个典型的资本助力型行业，通过资本能够提升行业的集中度。从商业模式看，药店和线下零售有点类似，主要通过新开门店获得收入的提升。目前国内最大的几家连锁药店的市场份额都比较低，行业整合的空间是比较大的。以美国为例，三大头部药店的市场份额能占到70% ~ 80%。相比之下，中国几大头部药店的市场份额不到10%。

朱昂：美国药店是因为医和药分家，才能做得特别大，国内还没有出现医和药分家，药店是不是好生意？

范洁：我们目前的行业集中度比较低，首先会享受集中度提高带来的红利，之后我们再去考虑同店增长的问题。当然，我们也已经看到许多药店经营者正在积极求变，开辟新的服务形态，包括对会员体系的优化等。

从发展阶段看，目前国内的药店还处在比较好的发展阶段，有足够的空间能够提升集中度。同时，行业中各种散乱的小药店都还存在，这些药店未来会被行业洗牌洗掉。目前看，药店处在行业发展比较好的阶段。

朱昂：你怎么看创新药这个领域？

范洁：我们一直都很看好创新这条产业链，无论是药品、器械还是相关的服务外包。整个创新产业链，在政策扶持下处于高景气度状态。从我国的现状看，创新药和创新器械都处在蓬勃发展的阶段。

我们在创新领域，不断和欧美缩小差距。许多靶点海外出来没多久，我们这边马上就跟上了，还有许多海外归国的留学人才也在为行业发展提供动力。长期来看，国内的医药创新在不断加速。

朱昂：2020 年你管理的医药基金收益率很高，相对于基准的超额收益很大，能不能讲讲你这一年做得比较好的原因是什么？

范洁：我管理组合的核心思想还是选股，在构建组合的时候，选择了一批能经得起市场考验和冲击的股票。在这个过程中，医药也有受疫情影响的阶段，也出现过调整，但我还是坚持核心思想，淡化了择时，基本上对组合没有做太多的变动。

在投资方面，我并没有去做热点主题的跟风，组合整体以长期的成长股为基石，这些公司在市场 8 月的调整中，回撤比较少。所以这个组合表现比较好，很大原因是在市场调整中没有跌很多，逐步累积了超额收益。

看好细分赛道的专业化投资

朱昂：在细分赛道的投资机会上，你有什么比较看好的吗？

范洁：第一个看好的方向是创新。即便市场会因为带量采购或者医保局谈判，对于创新这条主线有些担心，但是从企业经营层面来看，医药企业要实现变革或者突围，最实用的手段仍是进行创新——无论是产品剂型的创新，还是治疗方式的创新，或者是药品的创新。这意味着创新这条主线会不断推进，同时政策上也是相对友好的，审批速度也在加快。

第二个看好的方向是消费升级。许多医保之外的产品，逐渐得到越来越多大众消费者的认可，消费者愿意为这些产品买单。这些产品有消费品属性，对应一个比较大的市场，未来还有成长空间。

朱昂：作为基金经理，你怎么看医药投资的专业化要求越来越高？像海外许多大型的公募基金，包括富达在内，在医药上投资的仓位是很低的，大部分是专门投资医药的资产管理公司在做。

范洁：我觉得未来医药板块的投资会更加专业化，需要更深入的研究，对所有参与者来说，门槛会变得更高。今天的科创板已经允许没有盈利的企业上市，我们需要对企业的管线有认知，并且能够测算未来的市场空间，这就需要极其专业的判断能力，对最新的前沿技术进行跟踪，以及定期和产业内的人沟通。

医药专业投资者的研究成本也会提高。我们看到过去医药的卖方分析师团队一般只有四五个人，现在大部分团队都有 10 个人以上，就是因为医药行业的研究变得更加专业化，在每一个细分子领域都要花费很多精力。

感知自己与时代的变化

朱昂：在你的成长历程中，有什么飞跃点或者突变点？

范洁：第一个突变点是刚入职现在这家公司的时候，每天都有许多卖方机构来路演，相当于每天都有人来给你上课，那段时间感觉自己在飞速成长。那段时间，自己就像一块海绵一样，每天都在吸收大量来自卖方小伙伴和买方小伙伴各种各样的知识。正是因为我在研究员期间成长速度比较快，到了第三年公司就把我提升为基金经理了。

第二个突变点是在做了投资之后，一开始会经常有一些焦虑的情绪，心理压力特别大，生怕给持有人亏钱。后来通过自我疏导，终于和自己的内心和解，对于市场的涨跌形成了一种钝感，不会因为某个交易日的涨跌影响投资决策了。

朱昂：确实，做投资压力很大，你如何缓解压力？

范洁：早期的时候，我会找人聊天，或者做一些和投资没有关系的事情。我觉得投资需要一些定力，定力不足的话，就很难把想法执行到位。

朱昂：有什么事情你想多做一些，什么事情你想少做一些？

范洁：我之前花了很多时间提高自己的专业能力，包括去考CPA、CFA 等，也在提高财务能力上花了许多精力。我觉得对于生活的感知少了一些。我希望有更多时间感知周围和时代的变化。特别是在看了一些历史书籍后，发现人类历史上很多事情都在重复上演。多跟实际的生活接触，会对我未来的投资有更好的借鉴。

朱昂：如果不做基金经理，你会做什么？

范洁：如果不做基金经理，或许我会成为一名艺术家。我从小就学习绘画，还拿过全国大奖，只不过后面没有发展成为专业。我父母一直觉得这是爱好，不必刻意追求一个结果。今天，我还会在业余时间画画。我一直想，如果不做这个职业了，我可能会选择去做一名艺术家。

* * *

投资是三个 "率" 的结合：胜率、概率、频率。胜率和概率决定了单笔投资的收益，频率决定了赚钱或者赔钱的速度。深度研究能大大提高投资的胜率。胜率决定了你能不能赚钱，赔率决定了赚多少钱。范洁非常看重对个股的深度研究，深度研究意味着并不怎么出手。投资不需要把握每一次出手，而是提高出手的成功率。就像巴菲特说的，一生打 20 个孔就足够了！

投资理念与观点

▶ 在医药行业做投资，过度看重低估值是有一些问题的……许多长期处在低估值状态的公司，确实在经营模式和行业赛道上存在一些问题。

▶ 投资本身就是要面临许多不确定性的，这也是投资重要的组成部分，如果什么都确定了，哪会有什么超额收益。

▶ 我目前延续下来的投资框架：在高景气赛道里面找到龙头公司，并且长期持有。

▶ 在个股选择上，我主要观察几个因素：①业务模式是否可持续；②竞争壁垒是什么；③竞争优势在哪里；④现有政策的影响；⑤管理层是否诚信，以及是否有长期发展的规划和愿景。

▶ 通过对终端用户的分类，我们基本上能把医药行业里面的公司分为：对医院的、对个人的。

▶ 在我的投资框架中，会有一个风险收益模型，帮助我评估组合中不同公司的预期收益率变化。

▶ 在我整个组合里面，基本上不会有超过 20 只股票。

▶ 我觉得未来医药板块的投资会更加专业化，需要更深入的研究，对所有参与者来说，门槛会变得更高。

第 12 章

创新是未来医药最好的赛道

访谈对象：郭相博

访谈日期：2020 年 11 月 24 日

郭相博毕业于美国纽约大学，回国之后加入北京同仁堂科技发展股份有限公司出任部门主管，后在 2014 年 2 月进入基金公司，任股票研究部研究员。

自工作以来，郭相博就一直专注于医药行业的研究和投资。据 Wind 数据显示，由郭相博管理的一只医药创新基金 2021 年上半年收益率超过 30%，在偏股混合基金中排名第 17。在 2020 年 12 月该基金成立时，郭相博"为了更好地感知持有人在市场波动时的心理状态"，还认购了 100 万元。

郭相博的投资风格特点鲜明：①特别看重细分行业的趋势和景气度，重配景气度高的行业；②看重龙头公司获得市场份额的能力，注重公司的护城河；③对于估值相对淡化，不愿意去投衰退行业中的便宜公司；④看重成长，特别偏好处于 S 形曲线上加速成长期的公司。

郭相博认为，医药行业最本质的驱动因素有人口老龄化、疾病谱的变迁以及政府投入的增加。依照这些长期因素去寻找行业中的龙头公司，是他是获得超额收益的主要手段。

除此之外，郭相博也会从宏观角度考察医药子行业的生命周期，选取景气度高、增速高的行业重仓。这类行业需要处在 S 形曲线上的加速成长期，并且未来要呈现出赢者通吃的局面。在这之后，就能通过自下而上的方式，找到子行业中受益于行业集中度提升的龙头公司。其中，创新行业就符合他的框架，例如他发行的一只医药创新基金，就将把港股纳入投资范围，这样就能够投资更多港股上市的创新医疗公司。

在郭相博眼中，安全边际的首要关注点一定是行业景气度，因为高景气度是业绩底线的保证。另一个安全边际则是行业竞争格局，在竞争格局优化时获得超越行业平均的业绩增长。他还极为关注长期投资的风控，因此在他心中，赔率的权重要远超胜率。

谈及过去的医药行业，郭相博的观点是医药行业受到了估值分化的影响，而这与产业趋势密不可分。他认为，医药投资大可不必追求估值完美，好公司与好行业的优先度让好价格成了可选牺牲品。展望未来，估值分化会持续并呈现常态。但郭相博仍对医药行业持乐观态度。他认为，2018 年之后，创新成了医药行业重要的驱动因素。过去医药行业常被当作防御性板块，事实上这几年行业的科技属性也带来了进攻性。

创新是医药中最好的行业

朱昂：作为一名医药行业的基金经理，你觉得自己是如何战胜医药行业基准的？

郭相博：无论哪只产品，在我们的合同里面，都要以战胜行业基准为主要目标。

首先，要找到医药行业最本质的驱动因素。我觉得主要是人口老龄化、疾病谱的变迁以及政府投入的增加三个因素。找到符合长期驱动因素的最优质的公司，是获得超额收益的主要手段。

其次，医药行业的子行业很多，这些子行业处于不同的生命周期。我会选择处于高景气度生命周期的子行业，超配处于加速成长期的行业，低配处于稳定期和衰弱期的行业，通过子行业配置的偏离来追求超额收益。

朱昂：你喜欢好行业里面的好公司，能否谈谈医药里面的好行业有什么特点，哪些行业是你目前认为的好行业？

郭相博：好行业有四个特点：

（1）处于 S 形曲线上成长初期的行业，并且马上要进入加速成长期；

（2）行业的复合增速非常快，不仅过去增长快，在未来可预期的几年里也要能保持高增速；

（3）长期的行业空间足够大，空间决定了股价的高度和估值天花板；

（4）真正好的行业，未来应该是一个赢家通吃的行业，龙头公司的增长要比行业更快。

我认为创新是一个非常好的行业，创新里面有创新药和创新器械。这些都属于产品型的领域，里面的公司处在一个新产品逐渐获批，刚刚开始贡献业绩增长的阶段。另一个我看好的是创新产业的服务商，也就是 CRO 和 CDMO。这类 CXO 行业类似于创新行业的"卖水人"，而且增长比创新行业的增速还快一些。

朱昂：你喜欢赢家通吃，又看好创新药领域，但是美国的创新药领域是去中心化的，中国的创新药会不会像美国那样？

郭相博：我觉得这是一个研发效率的问题。美国有许多很小的生物医药公司能长大，而大的药企也会收购一些这种小的生物医药公司。美国创新药的产业链中会有许多新的靶点和治疗手段，所以美国创新药的失败率是比较高的。

中国的创新药处于发展初期，目前许多是模仿创新。比如说海外有一些药进入二期或者三期之后，国内就开始立项。相比美国，国内创新药的失败率很低。所以国内创新药行业和美国不太一样，更像一个中心化的竞争体系。

朱昂：中美创新药的体制不一样，是不是意味着大型药厂会比生物医药更好？

郭相博：我觉得要分开看，在美国生物医药确实表现更好，但是在中国目前的阶段和药品环境下，大型药厂的价值更高。因为中国目前的创新和美国不是一个概念，成功率是很高的。

这意味着，在中国大型药厂的渠道价值更重要。我们看到，中国的大型药厂都有很强的销售渠道，客户群也非常好。

创新领域还有医疗器械公司，这里面小型公司的投资价值比大型公司更好。因为器械和药品不同，天花板要天然低一些。像美国的巨头美敦力，不仅要通过自己研发，还要依靠不断并购，才能让自己越做越大。

超额收益来自高景气行业 + 高护城河公司

朱昂：你喜欢成长初期的行业，但是这些行业往往格局不太稳定，是不是比较难找到里面的行业龙头？

郭相博：我们做投资，经常会说行业集中度这个问题。行业集中度真正提升，都是在稳定期或者衰弱期。在一些增长很快的新兴行业，很难辨别谁是龙头，比如在心脏瓣膜这个行业，大家都很小，市占率也差不多。

这就是主动管理发挥作用的地方，从商业模式出发，研究这个行业商业模式的关键点是什么，理解其中不同公司的差异是什么。有些是模式的差异，有些是产品的差异。

朱昂：那么怎么找到有超额收益的公司？

郭相博：获得超额收益需要自上而下和自下而上的结合，缺一不可。自上而下紧跟行业变化，找到景气度最高的行业。医药领域的细分子行业很多，行业之间的差异很大。通过对政策和产业变化的跟踪，布局当下时点最好的子行业。自下而上找到子行业中最好的公司，这家公司一定要受益于行业集中度的提升。

朱昂：你喜欢进入 S 形曲线上加速成长期的公司，如何判断一

家公司进入加速成长期？

郭相博： 处于 S 形曲线上加速成长期的公司有三个特征：

（1）产业地位出现显著的提升。比如说 2020 年的 API 原料药行业，过去大家都把原料药作为化工行业来看，觉得是一个不太好的行业。但是在国内做了带量采购之后，原料药的产业地位出现了一个显著的提升。

（2）竞争格局出现明显的质变。比如说第三方检测这个行业，过去的分散度很大，许多小型的第三方检测公司也都活得不错。今天当龙头公司把产品布局做好以后，它们的增速要显著高于行业增速，对于竞争对手是降维打击。

（3）业绩增速要上一个台阶，这是判断增速最直观的表现。无论是 ROE 提升，还是净利率、毛利率提升，我们一定要从财务指标上看到一些指标出现了明显好转或者提高。

安全边际：高景气度，格局优化

朱昂： 能否分享一个比较代表你投资理念的案例？

郭相博： 就拿前面提到的原料药为案例吧。2018 年开始原料药行业出现了巨变，里面一大批公司的业绩增速明显上了一个台阶，而且这些公司的产能也在扩张，意味着业绩增速的高增长能持续。这就是很明显的产业地位提升带来的高增长。

还有一个是某第三方检测行业龙头，当时发现这家公司的毛利率和净利率出现了显著提升，这会直接导致公司进入一个加速增长阶段。对这种公司最好在业绩超预期的第一个季度进行配置，之后的超额收益会很大。

朱昂：你眼中的安全边际是什么？

郭相博： 每一个投资者对于安全边际的定义都不一样。我觉得股价低、估值低都不是安全边际。我认为第一个安全边际是行业景气度。行业景气度足够高，能确保公司的业绩增长。长期看，A 股是一个 EPS 盈利驱动的市场。高景气度大概率能够守住业绩底线。

另一个安全边际是行业竞争格局，我们要选择行业里面最优质的公司，在竞争格局优化时，能够获得超越行业平均的业绩增长。这类公司的股价一旦出现调整，我觉得就是配置的好时机。

朱昂：胜率和赔率，你更看重哪个？

郭相博： 我肯定更看重赔率。我觉得长期投资很重要的一点是，一定要做好风控。你可能赚的时候没有赚很多，一次严重的失败，就把收益都吃掉了。赔率一定程度上代表了估值，代表了价值。

在股票投资中，我们很难知道一个确切的赔率，只能依靠我们的认知，大致估算出一个赔率。我们和普通投资者不一样，每天会面临更多更频繁的决策，可能每天都有各种各样的机会。

那么在这个看似机会众多的市场，做好投资就要确保一个比较好的赔率。好的赔率，意味着你长期的预期收益率是正的。这也是复利的来源。

由于创新，医药的估值并没有那么高

朱昂： 从公开信息中看到，你长期持有一家 A 股医药行业龙头，这家公司的估值一直很贵，你为什么敢重仓？

郭相博： 这家公司是我 2014 年入行以来研究的第一家公司，我对于这家公司很熟悉。我认为这家公司过去很长时间一直被错误定价了，大家一直盯着公司的静态估值看，但是这家公司是应该按照产品的管线进行估值的，根据未来产品的现金流折现来定价。

我觉得虽然这家公司的静态估值很高，但股价一直表现很好，就是因为公司深厚的产品线。今天，这家公司的产品线依然值得深挖，从产品线看公司目前的估值也是比较合理的。

朱昂： 你的新产品也投资港股，港股有一家创新药龙头公司关注度很高，不知道你是怎么看这家公司的？

郭相博： 这家公司和 A 股的医药龙头公司有些类似。医药最初是从化工行业里分拆出来的，属于一个偏成长的行业，大家还是比较习惯用静态市盈率去看估值。在美国这样的成熟资本市场，大家都是通过产品线的现金流折现来进行估值的，所以这家公司的估值方法和 A 股那家医药龙头是类似的。

这家港股公司也进入了沪港通，大家把公司作为大分子领域的龙头公司来看。对于这家公司，要先判断未来 PD-One 产品什么时候能获批、成功率怎么样，然后做现金流的折现。

朱昂： 关于医药行业不同类型的护城河，能否举几个例子？

郭相博： 我举三个不同类型的护城河案例吧。

（1）API 原料药行业，有产能的护城河。这个行业有点像化工行业，一旦企业建立了产能优势，竞争对手就很难追赶。因为扩产能需要确保有订单在手里，没有订单扩产能，有可能利润不及预期。

（2）CRO 行业，有服务的护城河。谁的服务品质更好，谁就能不断提升市占率。

（3）创新药行业，有产品梯队的护城河。依靠单产品，最后很有可能不达预期。一些大的创新药公司都有很强的产品梯队，可能小分子、大分子、单抗等领域都有。通过多产品创新，可以实现协同效应。

朱昂：现在医药公司整体估值也偏高了，你能否展望未来的投资机会？

郭相博：先说说对医药行业估值的看法，医药行业的估值几乎每一年都很贵。我觉得其实主要是两点：首先，2018 年之后，有很多创新药公司进入医药行业，这些公司的科技属性很强，许多公司并没有盈利，表象估值看上去很贵。其次，医药行业出现了估值分化，估值贵的公司特别贵，估值便宜的公司很便宜。像仿制药公司、中药公司都便宜得不行。这种估值分化是由产业趋势决定的，真正符合产业趋势的公司，估值就会比较高，处于稳定期或者衰退期的公司，估值就会比较低。

站在当下看未来，我认为医药行业的估值分化会持续。医药政策都在鼓励创新药，包括优先审批。对于创新药的扶持，其实是在推动中国医药行业产业升级。现在的医保控费政策，相当于医药行业的供给侧改革，淘汰了很多落后的产能。这也导致估值的分化会持续，贵的品种会继续贵下去，便宜的公司未必是未来最好的投资方向。

2018 年之后，医药行业出现了巨大的变化，科技属性变得越来越强。过去大家说喝酒吃药，一直把医药作为一个防御性比较强的行业看待。但是 2018 年之后，在真正的创新药公司进入资本市场后，我们看到医药行业的进攻属性变得非常强，CXO 行业的公司都可以当作科技公司来看，这也对医药行业的投资体系和框架产生了较大影响。

我认为以创新药、创新器械为代表的创新产业链，仍然是未来最好的投资方向。这也是我目前发行第二只医药基金的原因。港股因为有香港联交所《证券上市规则》第 18A 章，允许没有盈利的创新药公司上市，而且许多医药公司的质地并不比 A 股的公司差，且估值相对更合理。

长期来看，医药行业大概率依然是一个会出现大量牛股的行业。我做过一个统计，在 A 股所有行业中，医药行业的 10 年 10 倍股数量最多。有 6% 的公司取得了 10 年 10 倍的收益，有 12% 的公司取得了 10 年 5 倍的收益，还有 20% 的公司取得了 10 年 3 倍的收益。

眼科是医疗服务最好的赛道

朱昂：像最近比较热门的医美行业，你怎么看？

郭相博：我个人觉得医美是一个增速很快的行业，但未必是一个好行业。目前来看，行业的壁垒没有那么高，那么要找到行业里面真正的龙头是比较困难的。

朱昂：那么你怎么看中药？

郭相博： 因为政策和产业趋势的原因，我觉得中药是一个处在稳定期或者衰退期的行业。

朱昂：你怎么看医疗服务里面的民营体检？

郭相博： 我觉得体检是一个具有中国特色的行业，基本上找不到全球对标公司。整个体检行业的想象空间很大，民营体检龙头公司理论上应该有很大的空间。但是，从目前民营体检龙头公司的财务报表上，并没有看到这几年在管理上有很明显的改善，没有体现出民营体检公司相对于公立医院的竞争力。

朱昂：那么医疗服务里面的那家眼科龙头你怎么看？

郭相博： 我觉得这家眼科公司是真正在国内实现了创新服务的公司。这家公司的伟大之处在于，通过产品创造了消费者的需求。国内近视眼手术的数量，是全世界最多的，这种手术在其他国家其实并没有那么多。

在医疗服务行业，如果把眼科、牙科、体检三个放在一起对比，眼科的商业模式是最好的。因为眼科对于医生的依赖程度没有那么高，做手术的器械高达几千万元，公立医院的品牌度也没有那么高。牙科稍微差一些，对于医生的依赖程度比较高。哪天医生自己花 30 万元买一个牙椅，可能客户就跟着医生走了。

朱昂：A 股有一家做儿童生长激素的公司，你怎么看这家公司？

郭相博： 这是一家很优秀的公司，但是这家公司有一个潜在风险：生长激素的首针需要医生开药，公司又是一家单产品公司，面临的不确定性风险比较大。我觉得这个市场空间很大，除了儿科还有非常多非儿科领域可以拓展。单产品公司的特点就是，如果产品面临政策风险，包括控费和集中采购，公司就会受到一定影响。

朱昂：你怎么看 CXO 这个行业？

郭相博：CXO 行业有一个很好的前置指标，就是一级市场的投资。过去几年我们看到这个行业一级市场的融资额是不断往上走的，那么可以确定，CXO 这个行业未来一两年也会处在高速成长的过程中。

CXO 能够赚到两笔钱，一笔受益于中国医药行业的高速增长，另一笔受益于中国的工程师红利，赚到全球化分工的钱。从行业景气度看，CXO 行业是明年医药行业景气度最高的细分赛道之一。

医药投资不要太纠结估值

朱昂：在你的投资生涯中，有什么飞跃点或者突变点吗？

郭相博：刚开始做投资时，我和大部分人一样，会比较纠结估值这个问题。后来我发现，投资和研究的差异很大。

投资有一个不可能三角：好行业、好公司、好价格，是没办法同时满足的。这里面一定要做出取舍。我会要求好行业和好公司，在价格上做一些妥协。我刚开始做投资的时候，特别看重价格，会选择一些价格合适、增速还不错的公司。最后发现这些公司一直在杀估值，吃掉了盈利增速，投资的效果并不好。

我觉得这是我投资中比较重要的一课：看对趋势是最重要的。

朱昂：如果不做基金经理，你会做什么？

郭相博： 如果不做基金经理，我可能会选择做一个自媒体。我觉得你的这个职业其实挺好的。我觉得现在正是家庭资产配置从银行理财产品转向权益产品的初期，需要一些专业的人来指导大家如何投资。我觉得专业的金融自媒体未来发展的空间非常大。

＊＊＊

在中国资本市场，投资收益的主要来源是成长。一方面中国还处在成长阶段，能够找到有成长的公司；另一方面中国的市场制度和海外不同，上市公司也不怎么分红。那么如何把握成长？找到长期驱动力是最重要的。在访谈中，郭相博从长期驱动力——人口老龄化、疾病谱的变迁、政府投入三个角度出发，给出了自己对在复杂的医药行业投资的看法。理解社会和行业发展的长期驱动力，才能在不确定性的迷雾中找到方向。

投资理念与观点

▶ 要找到医药行业最本质的驱动因素。我觉得主要是人口老龄化、疾病谱的变迁以及政府投入的增加三个因素。

▶ 我会选择处于高景气度生命周期的子行业，超配处于加速成长期的行业，低配处于稳定期和衰弱期的行业，通过子行业配置的偏离来追求超额收益。

▶ 业绩增速要上一个台阶，这是判断增速最直观的表现。

▶ 我认为安全边际的第一个是行业景气度。行业景气度足够高，能确保公司的业绩增长……另一个安全边际是行业竞争格局，我们要选择行业里面最优质的公司，在竞争格局优化时，能够获得超越行业平均的业绩增长。

▶ 估值分化是由产业趋势决定的，真正符合产业趋势的公司，估值就会比较高，处于稳定期或者衰退期的公司，估值就会比较低。

▶ 我认为以创新药、创新器械为代表的创新产业链，仍然是未来最好的投资方向。

▶ CXO 行业有一个很好的前置指标，就是一级市场的投资。过去几年我们看到这个行业一级市场的融资额是不断往上走的，那么可以确定，CXO 这个行业未来一两年也会处在高速成长的过程中。

第 13 章

不抱团，走在市场前面

访谈对象：刘潇

访谈日期：2021 年 6 月 18 日

毫无疑问，过去 A 股市场表现最好的行业之一就是医药行业，我们也知道医药行业是过去 10 年的牛股集中营，大部分时间都有超额收益。有一个足够好的 Beta，是净值不断创新高的基础。

当然，优秀的基金经理能够在好的 Beta 上，再获得不错的 Alpha，从而给持有人带来满意的绝对收益。截至 2020 年 6 月 1 日，刘潇管理的一只医疗保健基金在成立三年后获得了 244% 的总收益，超额收益率接近 200%，收益率在所有 133 只同类产品中排名第一。

刘潇这只基金的超额收益率过去三年排名同类第一，胜率也非常高。在成立后的三年中，该基金有 29 个月跑赢了中证医药指数，月胜率超过 80%。稳定的月胜率，意味着超额收益的可持续性。

除此之外，刘潇的回撤也比较小，体现了"攻守兼备"的特征。在过去三年中，上述医疗保健基金的最大回撤排名同类产品的第六，夏普比率、卡玛比率、信息比率全部排名第一。这意味着该产品的风险收益比极佳，并且以很小的跟踪误差获得了很大的超额收益。

刘潇不爱抱团，看重求真，不会忽视估值，注重产业视角，她的组合会尽量比市场提前一段时间。从她的持仓能看出，刘潇的重仓股和大部分医药基金的重合度很低。

和许多医药基金经理不同，刘潇的组合不会回避医保，她认为在老龄化的背景下，医药的刚需性将持续提升，医药产品相对消费品更具壁垒与长期价值。中国未满足的医药需求还有很多，创新的药物、器械是未来医药行业发展的主旋律。

从投资体系上看，刘潇对估值有一定要求，这点和许多医药基金经理不同。从历史上看，医药股的定价比较充分，低估值通常是价值陷阱，而高估值的公司确实是比较优秀的公司。但刘潇在投资中，还是尽量去买估值较低、安全边际较高的公司，从侧面也反映出她不愿意抱团。

刘潇喜欢调研，不是在调研，就是在调研的路上。她很喜欢和产业链内的人沟通，通过理解产业链的变化，发现时代的背景，从中抽出一些真相。刘潇的组合，正是她内心产业链的映射。

刘潇喜欢求真，喜欢真的东西。她认为实业经营比投资更难，不应觉得只有大公司才牛。她做投资不喜欢带偏见，组合里也有许多今天不赚钱，但是未来可能赚很多钱的公司。刘潇也喜欢去陪伴一家优秀公司成长，即便在公司基本面的小年，也会有仓位去陪伴。

刘潇觉得，投资是一件压力很大的事，但越做到后面，人却变得越淡定。投资业绩拉长一些，还是落实到看公司的眼光。

医药投资不能只看赛道

朱昂：你管理的基金排名非常靠前，能否先聊一聊你是怎么创造超额收益的？

刘潇：我能够创造超额收益，能够保证我所管理的基金排名这么靠前，我认为有两个原因：第一，我的组合做到了"守正出奇"，既有大家眼中的二级市场大白马，也有我认为的产业白马；第二，我在对公司估值的时候，会更多使用 DCF 的思维方式，而非 PEG。PEG 给当下增速的权重更高，而 DCF 更看重增长的持续性。因此，周期股的价值在我的投资体系中并不会很高，我也基本上会回避盈利不稳定的周期股。

我的能力圈基本上覆盖了能用 DCF 模型估值的所有公司，除了我的老本行医药外，还拓展到可选消费、必选消费、互联网、云计算等行业。像云计算公司，都按照市销率（PS）进行估值，因为这类公司的净利率很高。50 倍的市销率估值大约等同于 100 倍市盈率的估值。

从这点看，大家对创新药的估值并没有泡沫，反而是十分理性的，基本都是按照管线的收入峰值（Peak Sale）进行估值，对应 5 ~ 10 倍 PS 的顶部销售收入峰值。创新药上市后在独占期内，假设有 40% ~ 50% 的净利率，相当于顶部的 20 倍市盈率。生物医药的技术会迭代，需要有引领行业的科学家团队，找到一流的产品，研发产品管线以平衡成药的风险。这个领域的研究与投资需要不停积累与滚雪球。

朱昂：你的收益率目标是多少？

刘潇：对我而言，把可持续的 20% ~ 30% 的复合收益率作为投资目标是比较合理的，我就是追求这种确定性。一旦对稳定盈利模式下的公司给过高的估值，隐含预期收益率就要下降。

我重仓的公司要有安全边际，但同时风险也比较高，因为我比较重视公司的隐含价值被重估的拐点。我认为，投资肯定要承担一定的风险，落实到每一家公司上，承担的风险是不一样的。我会倒过来看问题，对于同样的预期收益率，思考公司隐含的风险有多高，低估的公司重估的确定性有多高。

朱昂：你觉得在这个行业，赛道的影响大吗？

刘潇：大家都说医药行业属于"长坡厚雪"，但并非每一家公司都能长大。例如在化学药这个赛道，今天能成长到千亿市值的公司屈指可数，更不要说上 4000 亿市值的，仅有一家。而且同样的试卷，不同公司的答卷是不一样的。公司的发展，除了要看赛道，还要看人。公司在技术迭代的过程中需要换人，我们还要关注人和组织的"新陈代谢"。

医药的本质不是提价，而是降价

朱昂：你如何认识行业配置与个股选择？

刘潇：我常把行业配置和个股选择比作面和线，二者共同造就了我的超额收益。医药投资就是这个面，而在它里面的线都是能串联在一起的。

医药行业总共有 4 万亿的规模，里面对应着药品、医疗服务、器械消费、诊断消费等。进一步分析就会发现，药品的增长是个位数的，呈现比较稳定的状态；器械增长可能会有 10% 以上，从中就能看到药品和器械的区别。在药品中，创新药增速非常快；仿制药经历了集中采购后降价降得很厉害，增速也是下降的；中药也呈现下降趋势，中药注射剂是医保中负增长的部分。这里面呈现出结构的变化，中药和仿制药让出来的市场份额，给到了创新药。

这些投资的线索，就能反映"面"的变化，我就会沿着这些线索去寻找创新药和创新器械的机会。从医保结构的变化中，找到腾笼换鸟的机会，这就是医药行业主动管理型基金的价值。把更多仓位放在增速快的行业上，屏蔽掉负增长的行业，能获得超过指数的 Alpha。

当然，判断板块之间的估值性价比也很重要，过去一年我对药店的持仓超过了医疗服务，就是因为它的估值性价比更好。大家总是对药店的增速有所质疑，但是这里面龙头公司的业绩增速有 5% ~ 35% 的水平，并没有比医疗服务慢，而且估值更便宜。许多人会在医疗服务上叠加一些自费项目，通过这样去拔高医疗服务的估值水平。事实上，医药的本质不是提价，而是降价。医药是带公益属性的，只有通过降价才能放量，放量了才会普及。

组合以医药需求为主，消费需求为辅

朱昂：能否聊聊你是如何构建组合的？

刘潇： 在人口老龄化的背景下，医药的刚需性将持续提升，医药产品相对消费品更具壁垒与长期价值。中国未满足的医药需求还有很多，创新的药物、创新的器械是未来医药行业发展的主旋律。我的组合中的大头是医药项目，这也正是我和许多医药基金经理不同的点。

我认为，医药基金的核心持仓还是取决于医药需求，如果一个组合中都是自费项目，那就不是医药基金了，而是一只消费基金。自费项目都是带有消费属性的产品。

顺着医药项目往下说，创新药、创新器械、耗材是我组合中比较大的部分。我的判断是，中国医保的能力在变强，商业保险也在变好，未来中国有更好的产品和服务提升空间，可以引入海外的产品授权或者本土研发。中国有大量的生物和化学人才，还可以做产品授权的输出。

在器械诊断上，中国的创新大概要比药类产品晚 5 年。器械诊断的创新还处在模仿阶段，之后慢慢会有一些中国特色的东西出来。能够判断的是，中国的手术量很大，因此在"术式"层面的创新比较多。未来材料跟上游元器件的问题能解决，会有更多的创新出来。我们看到中国有些耗材公司的产品，在海外也能卖得很好，这里面的创新就很多。

未来创新药、创新器械的出现并不是一蹴而就的，但可以想象会是百花齐放的。对于一家创新药公司来说，初创的七八年是最难的，是从 0 到 1 的过程，一旦第一个药做成功，后面出新药的速度就会加快。许多创新药公司从最初只有一两个产品，慢慢变成平台型的医药公司，有了更强大的人才梯队后，从小公司逐步变成中型公司，再做成大公司。在市场上，也会从中国市场，拓展到美国并得到 FDA 的认证。

总的来说，我对中国医药的前景持乐观态度。与对创新药最友善的美国相比，我们的人口是美国的 3 倍，只需要做到美国 1/3 的价格就能达到一致。在医保的价格中，我会去做产品利益的测算。在中国，只有进入医保市场，才能带来几倍甚至十倍以上的渗透率提升，前提就是价格上要有所妥协。我们看到许多外资药厂都在做和中国市场匹配的管线。事实上，美国各个州的定价也不同，每一个州都有自己的 GPO 组织，也是保险公司组织药品价格谈判，比大家想象的更市场化。

朱昂：疫情对你的组合有怎样的影响？

刘潇：今年我的组合加入了后疫情时代的变量，去年疫情导致的异常值逐步恢复正常，大家的工作生活步入正轨，和疫情时代是完全两回事了，我们的组合增加了去年受损、今年复苏的行业与公司，很多标的也创新高了。

医药需求本身是非常刚性的，只是因为疫情推迟了一部分需求。比如说外科手术就属于这个范畴，去年受限于新冠肺炎疫情导致无法正常开展，但是从需求层面而言仍十分刚性。外科手术这几年呈现加速增长的态势，并且产生了对医生工作量重新定价的作用。

朱昂：你喜欢的商业模式是什么样的？

刘潇：相比于设备，我更倾向于耗材的商业模式，类似于白酒，喝完就结束。设备一旦采购了，五年都不需要更替，使用的周期很长，而耗材会被不断消耗。

高胜率来自不断走在市场前面

朱昂：你的组合胜率很高，是什么原因？

刘潇： 在我的理解中，投资既要理解基本面，也要理解市场的预期，找到市场定价和自己理解之间的差距。最优的情况是，自己的理解在市场定价前面一些，比如说把握产品的拐点或者公司从量变到质变的拐点，这时候我的组合就能和市场共振。在我的框架里，我会提前半个月到几个月观察公司的发展节点。带来的结果就是我组合的超额收益的稳定性，同时月胜率长时间保持在高位。

组合一定要提前半年考虑基本面的变化。例如，我在 2017 年开始重配 CXO，当时就看到创新药的研发投入在加速增长，事实上，2017 ~ 2019 年医药行业的研发投入三年翻倍。这就是医药行业的拐点，而前瞻性让我们能够把握住大机会。

现在我们要更关注生物医药（Biotech）这个板块，因为中国的老龄化趋势吸引了很多资本进入医药行业，基于本土疾病谱的药物创新、器械创新、进入 ICH 后的加速出海，都还在路上。创新药在中国的占比还比较小，但未来会成长为大的板块。

当然，生物医药公司的投资并不容易，其模型不像 CXO 和药店那么容易做，而且对专业的要求很高，也要花大量的精力，我个人是愿意把精力花在研究创新药上的。医药投资本质上还是要围绕医药需求，有时候资本市场过于偏颇，给一些公司 200 倍估值，给另一些公司 20 倍估值。在我的价值观中，不会因为一家公司我很喜欢，就无视估值。

我的月胜率表现优异，还因为我会做性价比调整，组合也因此更加分散一些，其中前十大持仓占比 50% 左右。比如说创新药，我不会每一家公司都重仓，而是会把 10 个点的仓位分配在 5 家公司上，用概率思维做配置；我也不会把一家小市值公司买得很重。

药店的价值被市场低估

朱昂：你有过什么让你印象深刻的投资经历吗？

刘潇：我曾经在 2018 年一家药店的股票刚上市的时候就买入了，拿了很长时间，后来这只股票给组合贡献了不错的收益。有意思的地方在于，这家公司刚上市的时候，其他同类公司都在并购，只有它不并购，而是自建全部药店，这也让公司增收不增利。A 股市场的投资者都觉得这家公司业绩增速太慢，别人都是 30% 以上的增长，但这家公司的利润只有 15% ~ 20% 的增速。

我发现，这家公司的利润放不出来，是因为做了很多其他同类公司不做的事情，比如说招了很多药剂师、做了分级管理。到了 2019 年，当公司的收入增长开始拐头的时候，利润的拐头向上更加明显，直接推动估值从 20 多倍变成 40 倍。市场发现，这家公司是商誉最少的公司，也是内生增速最快的。

可以说 2018 年的前瞻布局和理解，在 2019 年收入和利润的双击过程中，实现了和市场共振，股价表现进入了一个甜蜜期，前期投入也转变为利润。在所有上市的同类公司中，这家公司的门店坪效最高，比第二名高了 20% ~ 30%。

在这个投资案例中，我真正看重的是公司竞争力，对产业竞争力的权重会放得比研究报表更多一些。一个基金经理的竞争力，是对财务报表背后的隐形价值的理解，这需要基金经理对产业有深入的了解和洞察。对商业模式不深入研究，是无法看到公司竞争力的。

朱昂：那么以你刚才说的药店为例，你觉得药店的竞争力在哪里？

刘潇：药店有两大主要壁垒：医保和药师服务。

通常，普通人是拿着医生的处方去药店的，所以能刷医保卡是非常重要的壁垒。中国的医保是按照城市管制的，上海有上海的医保，苏州有苏州的医保。这家药店拿到了统筹医保，拥有慢性病账户，这是非常难得的。处方药流转需要资质，而这家药店提供了比别人更多的处方药。

药师能提供重要的便利性与专业服务。医药是信息不对称的行业，因此药师是药店服务的核心。

投资要求真，不为了抱团而抱团

朱昂：你之前提到过要把握拐点，那么最近几年有什么让你印象深刻的拐点吗？

刘潇：在过去三年里，我印象最深的时间点是 2018 年 6 月。当时医保局刚成立，而我的基金是前一个月成立的。在医保局实施降价控费后，医药股就一直在跌，也给了我的基金买入便宜筹码的机会。

那时候，许多人认为降价控费会把医药整体的估值杀下来，但我的研究却看到另一番景象：医药公司的研发费用在加速增长，许多 CXO 公司的业绩在加速向好，CXO 每年的增速都在 30% 以上。回头看，医药行业的研发费用三年翻倍，带来了前端的研发价值增长。以前靠销售赚钱，不靠研发投入。现在大家都去做研发，发现研发能建立壁垒，也能赚长期的钱。

到了 2018 年之后，生物医药板块才真正起来，行业发生了剧烈的变化。

国家推出了一系列鼓励生物医药行业的政策，药品审批提速，港股生物医药板块开启，创新药公司如同雨后春笋一般成长起来。像某家港股的创新药龙头，刚上市才 200 多亿元的市值，现在已经 1400 多亿元了。这家公司在苏州创业了 8 年才上市，但是我们看到其第 7 年到第 10 年的成长曲线出现了加速。

朱昂：你觉得医保对于医药投资意味着什么？

刘潇：投医药离不开医保，这也是为什么医药没有暴利。不要想通过一个单价很高的产品去赚暴利，虽然这类现象在信息不对称的行业很容易产生，但是医保一定会做理性的平衡。因此，我组合中偏消费的部分占比并不高。

在医药行业一定要赚合理的利润，暴利的东西长期不可持续。今天很火的医美，净利率高达 70% ~ 80%，过几年大概率会下来，两三年后会出现很多竞品。

壁垒最深的公司是能够进医保、不怕医保集采的公司，说明它们真的是在做产品。和医保打交道，可以帮助分辨哪些是伪成长和伪壁垒。前几年港股有许多公司的估值炒到了 90 倍，但医保一做集采，估值就都降到了 30 倍。医保本质上还是在倒逼行业去做真正的创新。

朱昂：你的持仓和其他医药基金经理的持仓差别还挺大的，对此你怎么看？

刘潇：我做投资抱着求真的态度，不是别的基金经理看好，我就看好，也不是为了抱团而抱团。记得之前有一家券商写过分析报告，发现我和其他医药基金经理的持仓重合度是最低的之一。

我不追趋势，也不追过高的估值，更不去主动抱团、追求风险收益比，这些都帮助我在组合层面控制了风险。碰到无法逆转的风险时，我会降低一些仓位，治理风险也是我相当关注的。

朱昂：你不追求过高的估值，那么你是怎么看估值的？

刘潇：相对来说，对估值这把尺子的运用比较艺术化。对一项资产估值的方法有很多：盈利稳定的消费品、服务公司比较适合用 DCF、PE 估值；创新药、互联网、云计算等科技属性的公司，其研发或者市场费用高，好多用 PS 估值。对一家公司的价值的衡量，个人的看法与市场的看法会有差异，最终市场价值会与公司的真实价值趋同。

消费股的稳定性高，适合做底仓，再叠加有爆发力的科技股增加弹性。我认为收益的来源要平均，组合的持续性要强，要把风险收益进行合理的匹配。

朱昂：你是如何应对风险的？

刘潇：有风险，就有调整，我会采取假设法来调整我的组合。在一个大逻辑下，我会有不同的情景假设，就像在做公司盈利预测时要分不同的情景。基本面的情景假设需要动态变化，也会导致组合的变化。至于疫情，我们觉得疫情是一个非常态的变量。我喜欢做些逆向思考，像去年要找疫情受益股，今年要找疫情受损股。去年受益的，今年就是小年；去年受损的，今年就容易超预期。

我今年一季度的组合，都是疫情复苏这条线的，疫情是暂停键，经济复苏是重启键。我会预判重启后的情景：跨国公司重启后怎么做，国内公司重启后怎么做，创新药公司重启后怎么做，等等。

中国资本市场的机会挺多的，经济还在快速发展，结构性机会很多，不是只有抱团股有机会，理性一点看，非抱团股有更多的机会。

朱昂：我发现你不会重仓单产品公司，这是为什么？

刘潇：我比较重视政策风险。医药行业单产品公司的风险很大，一旦出现两家以上的竞争对手，就可能会被集中采购。我基本上不重仓单产品公司，这样就实现了组合较小的回撤。

政策风险一直是我非常重视的一点，尤其对于在中国做医药投资，还是要理解中国医药市场的政策准入与商业规则。我会更多地从产业角度看准入、竞争的规则，这和从纯财务角度看公司会有所不同。而且我入行很早，专注在医药行业研究很多年了，能够深刻体会到理解产业规则对投资的帮助。

***

在医药行业做逆向投资是很难的，一方面这个行业投资的基本上是长钱，买入好的公司长期持有不动，因为通常贵的公司确实有贵的道理；另一方面医药行业投资对专业性要求极高，能够找到定价错误的领域不多，便宜的东西确实也有便宜的道理。

过去几年，我们看到医药投资变得越来越集中，大家几乎都围绕医保的集采来做，受损于集采的品种被不断从组合中剔除，最终越来越多人只持有 CXO 和医疗服务。

这样看来，刘潇的投资体系确实有独特性，不从众，能够通过产业链的研究，提前挖掘到有超额收益的品种。当然，她自己也有很强的医学专业背景，能站在比较专业的角度看问题。

投资中的超额收益必须来自超额认知，这也是投资看似简单，其实不容易的地方。要不断构建超额认知，没有专业知识和研究能力，是完全不可能的。

投资理念与观点

▶ 第一，我的组合做到了"守正出奇"，既有大家眼中的二级市场大白马，也有我认为的产业白马；第二，我在对公司估值的时候，会更多使用 DCF 的思维方式，而非 PEG。

▶ 生物医药的技术会迭代，需要有引领行业的科学家团队，找到一流的产品，研发产品管线以平衡成药的风险。这个领域的研究与投资需要不停积累与滚雪球。

▶ 对我而言，把可持续的 20% ~ 30% 的复合收益率作为投资目标是比较合理的，我也就是追求这种确定性。一旦对稳定盈利模式下的公司给过高的估值，隐含预期收益率就要下降。

▶ 大家总是对药店的增速有所质疑，但是这里面龙头公司的业绩增速有 5% ~ 35% 的水平，并没有比医疗服务慢，而且估值更便宜。

▶ 对于一家创新药公司来说，初创的七八年是最难的，是从 0 到 1 的过程，一旦第一个药做成功，后面出新药的速度就会加快。

▶ 一个基金经理的竞争力，是对财务报表背后的隐形价值的理解，这需要基金经理对产业有深入的了解和洞察。对商业模式不深入研究，是无法看到公司竞争力的。

▶ 不要想通过一个单价很高的产品去赚暴利，虽然这类现象在信息不对称的行业很容易产生，但是医保一定会做理性的平衡。

第 14 章

投资不是博弈，而是价值创造的共赢

访谈对象：刘江

访谈日期：2020 年 11 月 20 日

和许多本书中的医药基金经理不同，刘江并没有医学背景，他是清华大学的工学硕士，也是德国亚琛大学的工学硕士，毕业之后于 2011 年加入了一家基金公司，我们也是在那一年认识的。当时比较巧，这家基金公司正好是我在券商研究所服务的客户。记得刘江刚入职没多久，我们就一起吃了顿饭。他刚入职的时候，是看汽车行业的分析师。后来，我去了一家外资券商做销售，正好我们的研究部负责人是亚太最佳汽车分析师，我还专门找他去和刘江做了一次培训交流。在见面之前，刘江就已经把我们研究部负责人的报告都看了一遍。要知道，许多报告当时都没翻译成中文，都是纯英文的。从这个细节，就能看到刘江的勤奋。

刘江是幸运的，也是不幸的。幸运的是，2015 年他刚开始做基金经理，就管理了一只几百亿规模的大基金。可以说成为基金经理的第一天，刘江就是整个医药行业管理规模最大的基金经理之一。但不幸的是，他接手的第一天，正赶上 2015 年市场见顶，没多久就经历了三轮暴跌和 2016 年的熔断。熊市中的成长，让刘江刻骨铭心，也影响了他之后的投资体系。

前一段时间正好是高考，上海的作文题目中写道："经过时间的沉淀，事物的价值才能被人们认识。"我当时的第一反应是：这不就是价值投资嘛！比较巧的是，那一天正好看到刘江基于这个题目写了一篇文章，在文章中他说道："想要获得股票的价值，你一定要付出时间的成本。"在这篇文章中，刘江展现了一些他的投资世界观：

> 时间轴总是单向前进的，每次意外暴发，时间轴都会一阵哆嗦，分裂出新的时间线，平行世界分化。价值就生长在时间线裂变的缝隙之中。优秀的分析师或基金经理，在创造价值的那个闪光点，能够指出平行世界的分化点，在那个奇点之后，低估的资产将逐渐开始定价回归，直到泡沫充盈；而高估的资产将逐渐暗淡，直到跌无可跌。

> 现实太复杂，价值实现的时间周期有长有短，短的也许下一秒就能够涨到你的目标价位，长的则可能要用数代人来体会。如果非要选择一个东西作为信仰的话，选择时间总会没错。15 世纪，索菲亚教堂被攻陷之时，千年帝国拜占庭灭亡之日，正是大航海时代开启、西方世界崛起之时。占据平原的农民、占据草原的游牧民，经历数百年的动荡，他们的精英方才理解当年的海盗头

子们一块舢板闯荡大洋的价值。大道至简至刚，我们能
做的，充其量只是为其扫清些碎枝末叶，让其自由流淌。

　　最后，用我们的口号来回答这个题目再合适不过
了，"坚信长期的力量"。我真心认为，这不只是个说辞，
只是这世界本就如此。

　　每个人内在的价值观，决定了我们如何做一个个选择，这些
选择造就了今天的我们。一个基金经理的价值观，也会决定他每
天如何选择，这些选择形成了他的组合和净值曲线，以及他的投
资体系。在刘江的投资体系中，最重要的一个标签就是"长期"，
他所有的投资框架和方法论，都围绕这两个字展开。

投资不是零和博弈

朱昂：每个人都有自己的投资世界观，先谈谈你是如何看待投资的吧？

刘江：在金融行业，许多人很喜欢玩德州扑克。我个人不太喜欢各种博弈类的游戏，从我内心上讲，我觉得投资肯定不是赌博这种零和博弈，而应该是对社会价值创造有所贡献的活动。投资不是赚别人口袋里的钱，而是可以实现共赢的。我认为投资应该是一个可长期复制的策略，收益来自企业价值的创造，不是依靠赌某种运气。

朱昂：你的持股周期很长，能否谈谈长期投资背后的框架体系？

刘江：确实，我做投资偏向长期持有。之前有外部机构给我做过归因分析，发现在我的持股中超过三年的公司占比非常高。

我把投资分为三个步骤：信息获取，信息解读，组合管理。

首先，信息获取是原始数据的输入。好的投资必须要有高质量的信息输入。我会在重点行业领域，建立自己的信息网络，主要致力于找到各个行业中最聪明的脑袋。不同于许多基金经理，我一上手就管理了一只当时全市场规模最大的基金之一，既有不幸也有幸运。不幸的是，而我一上手做投资，就是在市场最高点。幸运的是，这只基金规模很大，强迫我做了非常广泛的行业研究和公司覆盖。许多基金经理的管理边际可能是慢慢拓展的，而我一上来就要面临一个比较难的管理边际，如同打游戏直接从"地狱模式"开始。这只基金是不可能过度频繁调仓的，特别是暴跌之后的流动性很差，长期持股是唯一的可行策略。

高质量的信息获取来自几个方面：

（1）优秀的上市公司管理人员。他们通常也是各个行业的专家，在和他们交流的过程中，能够获得对行业的深度洞见。

（2）广泛的研究覆盖面。我不仅管理 A 股的基金，也管理投资美股的 QDII 基金。在研究和投资美股的过程中，能够找到许多新兴产业对应的上下游，打通中美资本市场，给我的投资带来巨大的启发。

（3）自己平时不断的阅读和交流，形成了一个能够迭代的认知系统。认知的迭代可以跨越空间和行业，逐渐形成一套研究范式，理解投资中最本质的东西。

通过构建一套强大的认知网络，能够形成一个认知不断进步的系统，帮助我输入有效信息。过去几年这一套认知网络在不断优化，我发现自己的选股效率越来越高，走在了一条正确的道路上。

其次，在获取有效信息之后，我们要对信息进行解读，进而形成投资决策。在信息解读上，我用曾国藩的"结硬寨、打呆仗"战术，简单来说就是排除法。如果对一个行业里面哪些是好公司不确定，我们就把这个行业里面的所有公司上上下下都摸一遍。这些公司就像一棵棵树，把这些树都看了一遍后，这片森林里面哪棵树最终能长得最高最快，就一目了然了。许多好几倍收益的重仓投资，都是用这种方式获得的。在信息解读方面，我认为有两点很重要：

（1）长期跟踪才能让我们更接近真相。信息的解读会形成一套反馈机制，成功的案例给我正反馈，失败的案例给我负反馈，通过这些反馈机制，再来调整我对公司的评价体系。一开始做投资的时候，大部分基金经理都会选择一些简单的财务指标，比如说 ROE、同比增速等，有时候对，有时候错，久而久之，通过反复迭代，完善对于公司解读的评价体系。了解一家公司，就像了解一个人，通过长期跟踪才能知道对方的为人。

（2）看见"树木"的同时，更要看到"森林"。如何把微观现象联结起来，变成一个中观的图谱也很重要。大部分研究员都是自下而上用微观视角看公司的，从产品技术、团队、销量到一系列财务指标。了解"森林"里面哪些树在衰老，哪些树在冒尖，这片森林总体分布又有什么特征。这些才是决定股票价格最直接的因素，而不是静态的估值。静态估值有时候是市场阶段性的结果。

回到信息获取，我在打造了产业圈层之后，对于一个产业里面哪些是好公司的判断，基本上八九不离十。最终我希望自己在能力圈范围内，能够达到介于行业专家和一般宽基基金经理之间的位置，追求能力圈积分面积的极大值。行业专家的能力圈就像一根针，对一个领域的理解特别深，但视野会相对比较窄。而宽基基金经理对各行业都有所了解，但是缺乏足够的深度。画一个研究深度与广度的积分面积图的话，能力圈的极大值应该出现在上述二者之间的某个位置，也是我努力想要达到的位置。

最后，是组合管理。组合管理更重要的可能不是面对市场，而是面对自己的内心。组合管理是我这几年思考比较多的问题。很多时候，我们明明知道这是一只牛股，却没有重仓；明明知道未来有较大风险，却没有下手减仓。这类研究发现，与投资实现之间的距离，还是要靠自我审视来解决。我觉得组合管理的核心是要了解自己的弱点来自什么地方。内心的弱点在现实世界的映射，会影响我们的客观决策。

很多时候，我们前两步做得很好，到了最后临门一脚却容易踢偏，也是组合管理出问题的表现。我觉得做投资要特别重视尺度的概念，任何一笔投资都有时间的尺度、量级的尺度，都会影响最后的结果。把握尺度，可能比选择什么股票更关键。

组合管理就像下棋一样，需要反复对弈，才能逐渐掌握分寸。基金管理跟其他各种技术工种类似，熟练工一定也是有加成的。我做研究员的时候，特别想追求顶级的投资理念，最好能跟市场对抗，最后市场又验证我是正确的，从中得到成就感。等到我做基金经理之后，发现组合管理其实不需要那么多的顶级投资理念，你只需要严谨扎实地把行业全貌看清楚，不需要追求特别的妙手，就能把投资做好。

总体上，我的投资框架就分为信息输入、信息解读、组合管理这三步，它们彼此之间又形成了互相勾连的关系，从而变成一种能不断进化的投资范式。

花 90% 的精力研究 10% 的关键问题

朱昂：我们总说世界是不确定的，你的持股周期很长，如何找到"真成长"，避免"伪成长"？

刘江：投资中把握主要矛盾很重要，成长里面有不同的数学范式。在研究了全球大类成长股之后，基本上能抽象出几种数学范式。大部分成长不是线性的，会在早期高速成长之后，出现一个坑。有些公司会被这个坑埋葬掉，而如果能从这个坑中爬出来，就能迎来新一轮的爆发式成长。对于成长股来说，我们先要判断公司处在成长周期的什么阶段，是早期成长期，还是爬坑期，还是爆发成长期。成长阶段会决定我们的投资布局。

我研究了大量的成长股，发现决定公司成长的关键基本上就是三点，把这三个关键点看清楚，大概率就能把握公司的长期股价。我会把 90% 的精力，花在研究 10% 的关键问题上。当你发现了一棵树，先不要关注这棵树上面的枝叶，就盯着关键问题，判断这棵树有没有长大的土壤。

朱昂：能否分享一些你比较成功的投资案例？

刘江：2015 年三季度我重仓了某连锁医疗服务公司。当时影响该公司成长能力最核心的点是，民营医疗服务的品牌是否能够逐渐得到大家的认可。作为一家医疗服务公司，这家公司的品牌力超越了其他民营医院。要知道，大部分人是不愿意去民营医院看病的，公信力和公立医院相比有差距，而 2015 年之后我身边突然有很多人去这家医院做手术。

作为医疗服务公司，一旦品牌有了认知度，就可以提升客单价，提供更高端的服务，进而从以民营医院为对手的竞争市场中，跨进更广阔的与公立医院竞争的市场之中。如果定价能够克服 CPI 持续往上走，其核心大医院就有可能进入一轮新的高增长阶段，而核心大医院重回高增长又会大幅度拉升公司整体业绩的增速。这就在未来创造了一个戴维斯双击的上涨潜力。过去这么多年，这家公司的客单价确实在不断向上。通过把握这家公司的核心矛盾，我有了跟踪的抓手，这也给我带来了好几倍的回报。

还有一个是，我很早就买了一家疫苗公司，当时的判断是疫苗行业是少数有消费属性、市场空间巨大、竞争格局又局限在少数几个核心玩家内的行业。伴随着消费升级，这个行业的成长性就比较突出。但是疫苗行业投资上最主要的问题是，风险事件一旦出现，就是极大的社会事件。所以投资疫苗公司对其风险补偿要给得很高。我当时也是把行业里面的公司都看了一遍，才发现这家公司的基本面很好，尤其在风控上面，过去很多年的疫苗行业事件都与它绝缘，风控上最让人放心。这家公司我持有了很多年，也赚了好几倍。

朱昂：关于组合管理的方法，能否再具体谈谈？

刘江：我在组合管理上，一直从长期持有角度出发，这一点也和我在熊市入行有关。我刚开始做投资的时候，就遇到了 2015 年的股市下跌，当时管理一只规模很大的基金，许多股票刚买就跌停了。到了 2016 年，一开年又遇到了熔断。随后金融去杠杆，市场整体上也没有流动性，卖个几千万要花好几个月。那时候有很长一段时间，我一直在冥思苦想如何把持有人从亏损中解救出来。

我记得 2016 年开年一熔断，我的净值一个星期就从 1 元跌到了 0.76 元。我当时就想一个问题：如何把净值做到 1 元以上。我当时有一个很极端的想法：要保证未来的每一个决策都是正确的。这意味着，所有决策必须从超长期出发，才能提高胜率，否则很容易在一次次的短期交易中，扩大净值的损耗。

从那以后，我组合里面每一只买入的股票，基本都以三年作为维度，我不考虑任何短期的市场干扰和业绩干扰。我每一次加仓，都基本按照三个月或半年为维度。我认为，按照这样的思路，我的净值有可能用三年时间涨回来。事实上，净值恢复的速度比我预计的更快，随着相对于市场的超额收益不断积累，最终也能把组合从泥淖里救出来。

从去年开始，我又在思考如何进一步优化组合的效率。今天的市场和我当年刚开始管理产品时相比，已经出现了很大的流动性变化。当时我的产品规模很大，市场流动性很差；而今天我的产品规模没有那么大了，市场流动性变好了很多。股票市场的季节发生了变化，可以适当接受一些灵活的操作提高资金的效率。我觉得组合管理是一个不断适应优化的过程，让自己的投资框架越来越完善，这样基金经理到后面会做得越来越轻松。

不断拓展投资的边界

朱昂：你是医药基金经理出身，未来如何拓展在其他行业的认知？

刘江：乔布斯说过"把想法连接起来"（connecting the dots）。过去我并不只在医药行业投资，也在不同时间建立了在其他行业的一些触点，而这些触点有一天也会连接起来。举例来说，2011 年我刚加入一家基金公司的时候，是看汽车行业的，那时候我就看过新能源汽车这个行业。我在去年 10 月份的时候，去德国调研了汽车产业，在这个过程中看到了德国传统汽车巨头在战略上的焦虑，很明显这意味着新能源汽车确实要进入大发展的时代。

念念不忘，必有回响。过去跟踪过的种子，终有一天会生根发芽，生出置信概率非常高的原创投资想法。

从现在来看，越往前走，越会发现在新进入的领域，我过去都埋下过一些根基。我们投资最终是要跟上这个时代的，有一个时代的烙印在脑海里，跨行业研究的效率会越来越高。

朱昂：你重仓的公司和轻仓的公司有什么差异吗？

刘江：重仓一定是我能和公司产生化学反应，与这家公司的上上下下能够建立起触点。我重仓一家公司，不是看有多少潜在的收益率，而是看有多少未知的风险；我重仓一个品种，不仅看它的潜在收益率，更多是看它的潜在风险。这也是我在市场震荡期入行做基金经理形成的习惯。背后风险极低、不确定性较小的公司，比较适合大体量基金重仓。

朱昂：在你的投资生涯中，有什么突变点和飞跃点吗？

刘江：2015 年一开始做投资的那段经历，是我比较重要的一次突变点。我是 2011 年下半年入行做研究员的，从来没有见过那么大的市场调整。2015 年一上手做基金经理，就遇到了股市下跌和流动性危机，况且那时候还管理一个规模很大的产品。2015 年下半年好不容易把净值做回到 1 元，2016 年一开年又遇到熔断，净值一下子跌到 0.76 元。

我 2016 年上半年更多在思考如何把净值做回来，解决自己投资上的问题。那时候研究美股比较多，看了很多书，还研究了大航海时代，也就是股票市场诞生的本源。大航海时代的世界变化很快，和今天有点类似，有各种历史可以用来复盘企业和国家的发展，从中更能明白中长期投资的想法。大航海时代有各种各样神奇的成长故事，美股又是现成的有上百年记录的活教材。

中国资本市场上很多传奇的商业故事都能在全球的历史中找到某种影子。其实拉长了来看，所有当时感觉熬不过去的坎，最终都是长期大趋势的一点扰动而已。有了这种观感，可能投资上就会更加淡定，对短期的市场噪声也能更佛系一点。长期持股给我带来很好的正反馈，我自己的认知框架也在市场这几年的动荡中不断突破。

***

投资中最大的杠杆是时间，时间是中性的，会把正确的事情不断放大，也会把错误的事情不断放大。什么是正确，什么是错误？仁者见仁，智者见智。我很赞同刘江的观点，把资本市场看作赌场，大概率是错误的，赌徒最终都会输，你不可能把把赢；把资本市场看作价值创造的领域，大概率是正确的，通过投资可以优化社会资源的配置。

投资理念与观点

▶ 我个人不太喜欢各种博弈类的游戏，从我内心上讲，我觉得投资肯定不是赌博这种零和博弈，而应该是对社会价值创造有所贡献的活动。

▶ 我的投资框架就分为信息输入、信息解读、组合管理这三步，它们彼此之间又形成了互相勾连的关系，从而变成一种能不断进化的投资范式。

▶ 了解一家公司，就像了解一个人，通过长期跟踪才能知道对方的为人。

▶ 最终我希望自己在能力圈范围内，能够达到介于行业专家和一般宽基基金经理之间的位置，追求能力圈积分面积的极大值。

▶ 我觉得组合管理的核心是要了解自己的弱点来自什么地方。内心的弱点在现实世界的映射，会影响我们的客观决策。

▶ 我觉得做投资要特别重视尺度的概念，任何一笔投资都有时间的尺度、量级的尺度，都会影响最后的结果。把握尺度，可能比选择什么股票更关键。

▶ 过去我并不只在医药行业投资，也在不同时间建立了在其他行业的一些触点，而这些触点有一天也会连接起来。

▶ 我们投资最终是要跟上这个时代的，有一个时代的烙印在脑海里，跨行业研究的效率会越来越高。

第 15 章

投资是认知的变现，四维度围猎 Alpha

访谈对象：谭冬寒

访谈日期：2020 年 10 月 23 日

A 股市场上有这么一批专业出身的医药基金经理，他们都是专业学医的，谭冬寒就是其中一员。谭冬寒在清华协和医学院读了八年临床医学，一直读到博士毕业，本来是要成为一名医生的，但最终在毕业的时候转行进入了二级市场做投研。他一开始在国内最大的卖方研究所之一担任行业研究员，2013 年加入了基金公司，2016 年开始做基金经理。

我们曾经在 2021 年 6 月拉过一个医药行业基金十大"扛把子"的数据，谭冬寒管理的一只产品，过去两年获得了 216.71% 的收益，排名全市场第二。他和本书提到的另一位基金经理赵蓓是同事，两人支撑起了公司投研实力最顶尖的一支医药基金团队。有趣的是，过去两年排名第一的基金，正是赵蓓管理的。

投资中，谭冬寒会从中观产业出发，再到微观的个股研究。

中观产业分析主要是对长期政策的研究，全球医药行业都会受准入政策和支付政策的较大影响。在个股挖掘上，他主要分析一个公司的四个维度：成长速度、成长质量、成长空间、成长确定性，从中挖掘来自个股的超额收益。谭冬寒过去在医药投资上形成的投资理念，核心是对商业模式、估值、竞争格局以及未来产业趋势的理解，这使得他的投资框架有很强的延展性，不局限于医药行业。

自上而下的中观产业分析 + 自下而上的个股选择

朱昂：能否谈谈你的投资框架？

谭冬寒：我的投资框架是，自上而下的行业中观分析和自下而上的个股选择相结合。首先，我从赛道的角度出发来评估行业空间和行业格局，通过评估赛道来看这里面有没有投资机会。如果有，是一个投资机会还是几个投资机会。

其次，投资最重要的还是个股选择。由于医药这个行业有鲜明的成长股投资属性，我们在选择个股时，会按照成长股的要素分出四个维度：

第一个维度是成长速度。高速成长的公司，其估值肯定要比低速成长的公司高。

第二个维度是成长质量。如果成长质量不好，估值是要折价的。成长质量反映在公司的资产负债表，以及公司有没有为远期的业务进行投入上。

第三个维度是成长空间。一个公司的成长空间越大，意味着天花板越高，保持成长的时间就越长。

第四个维度是成长确定性。有些公司的业绩波动很大，有些公司的成长确定性强，比较容易验证。商业模式好的公司，成长确定性优于商业模式差的公司。

最后，看公司的估值。上述四个维度的变化都会对估值产生影响，我们不要求这四个维度的指标都完美，否则对应的估值一定很贵。我们会结合这四个维度，找到具有长期成长性的优质公司。当然，好公司大部分时间估值都不便宜，但是有些时候也会因为各种因素被错误定价，给我们带来估值和成长性都匹配的投资机会。

朱昂：这四个维度，你是否会有排序？

谭冬寒：我觉得最重要的是成长速度和成长空间，这也是 PEG 投资最关注的因素。一个公司的 G（增速）越大，得到的 P（估值）就越高。同样，一个公司的天花板越高，能够获得持续成长的时间就越长，也能获得越高的估值。

对于成长要素，未必要去做一个排序，关键是要找到优质的成长股，这也是主动管理基金经理的价值所在。

深度研究带来超越市场的认知

朱昂：能否分享一个你们通过深度研究分析，在认知上超越市场的案例？

谭冬寒：A 股有一个生产儿童生长激素的公司，成长性非常好，现金流也很好，但是估值相对成长性一直偏低。因为市场对这个公司的成长天花板比较担心，认为这个产品的天花板并不高。由于渗透率是相对可跟踪的，随着渗透率越来越高，市场担心这个公司越来越接近天花板了。况且，生长激素这个产品在美国和全世界用得都不多，为什么中国有那么多人打呢？

我们认为，过早认为生长激素这个产品有天花板，是过于负面的判断。从我们直观的了解发现，许多中国老百姓都担心自己的孩子长不高，大家比较愿意接受生长激素这个产品。许多孩子即便不属于矮小症患者，只要在班级里身高排在后面，父母就很有意愿使用生长激素。而且接近 5 万一年的费用，也是许多家庭能够承担得起的。

对于这个公司的渗透率的计算，我们认为真正的分母会比市场认为的大。渗透率的分母并不只是矮小症患者，而是比这个范围大很多的普通人群。那么从分母的角度出发，生长激素这个产品的渗透率还很低，离天花板还很远。

政策研究的核心：准入政策和支付政策

朱昂：你说了一个很有意思的案例，能否再谈谈你们是如何做中观行业分析的？

谭冬寒：中观行业分析说起来很简单，就是像企业家一样判断产业未来的趋势，产业趋势的变化就是供给和需求的变化。医药行业和其他行业不太一样，供给和需求的变化受政策影响比较大，产品端、销售端、报销端等所有的流程，受政策把控的影响较大。供给和需求的自然变化是很缓慢的，这让对政策的研究变得非常重要。

重点看两个政策，一个是准入政策，一个是支付政策。

纵观全球，准入政策是影响医药行业生态的重要政策。在过去一百年里，美国 FDA 的几次大变革都引发了美国药企很深刻的产业结构变化。

纵观全球不同的支付政策，有国家财政支付，有社保支付，有商业保险支付，也有个人支付，等等。这些支付政策都影响了行业生态。

20 世纪 90 年代后，中国整体药品市场每一次大的生态演进都跟准入政策和支付政策有很强的相关性，这两个政策的组合导致了不同的生态环境，也催生了不少好公司和坏公司。2005 ~ 2006 年，在准入政策上，批药非常快，同时市场又处于紧缺的状态，所以小公司如雨后春笋般起来了；支付政策也非常宽松，没有机构检查用药是否合理的问题，这是野蛮生长的时代；药监局准入政策变得极其严格，中药资产成为景气度最高的资产。2009 年，中药注射剂和很多慢性病用药都被纳入医保。再往后，药监局开始收紧中药审批标准，一直到 2018 年仿制药一致性评价之前，首仿药都是最好的一类资产。后来，医保局成立，去掉了仿制药定价过高的部分，创新药开始被纳入医保，在这个准入政策和支付政策的组合下，最好的资产是创新药。

准入政策和支付政策的变化也是跟着供给端和需求端变化的。需求端的变化是：老百姓越来越有钱，对治疗的要求越来越高，逼着供给端进行供给侧改革。

所以整体来讲，对医药的中观分析，我们始终对准入政策、支付政策以及未来医改要干的事情保持很高的敏锐度，从这个角度来思考产业前进的方向。

通过横向对比，理解子行业的商业模式

朱昂：你对医疗服务、药品和医疗器械都有很深刻的理解，能否分别谈谈你对这几个细分子行业的看法？

谭冬寒：我通常会通过横向对比来理解一个行业的商业模式。

首先，我谈谈对于医疗服务的理解。医疗服务有很强的服务业特点，服务业在产品上有一定的同质化现象，产品也没有任何"秘密"可言。服务业的核心是文化，是如何让公司的一大批员工形成统一的文化，全心全意为客户服务，将客户的体验做到极致。这一点我们在连锁餐饮行业内有很明显的感受。不同公司在服务业内的竞争，主要是在文化上的竞争。

医疗服务的第二个特点是，竞争的主要参与者不是民营医院，而是公立医院。市场上 90% 以上的服务是公立医院提供的，公立医院的医疗服务属于无法证券化的好资产。公立医院擅长的，民营医院撼动不了，民营医院要想和公立医院竞争，一定要有这样几个优势：①服务相对标准化，不依赖名医。在眼科、口腔领域，有很好的标的。②强项是公立医院被掣肘的领域，例如公立医院有人员编制的要求，还要平衡所有科室，分配资源要均衡。

其次，我再谈谈对于药品的看法。药品的特点是，其过去二三十年的发展都沿着不断的产业升级路线，从最早的普药、中药，到后来的首仿药，再到今天的创新药。这些变化的背后是政策的驱动，政策的驱动不是空穴来风，都是看到了一些长期趋势的变化的。比如，中国老百姓越来越有钱了，对于治疗的要求也越来越高。今天，国内的治疗水平已经开始和欧、美、日等发达地区及国家接轨。药品里面的优秀公司，都有着很前瞻的眼光，很早就看到了创新药的产业趋势，即便在很赚钱的时候，也在为将来的研发投入。有些药品公司一度也很赚钱，但是没有为未来做投资，最终就停滞不前。

接着，再说说医疗器械。医疗器械和药品有异曲同工的地方，产业也在不断地升级。从一开始的普通仿制器械，慢慢转变为高质量的创新器械。我们看到，许多创新器械的政策是跟药品绑定的。然而，和药品不同的是，医疗器械的创新是迭代式创新和颠覆式创新共存，每一个产品理论上都是可能被颠覆的。在这样的模式下，龙头公司和小公司的机会并存。

最后，谈谈对于 CRO 的看法。CRO 行业本质上也是服务业，对于团队管理的要求很高。中国在人才结构的输出上，有很强大的工程师红利，导致国内 CRO 公司的底层人员素质比较高。这也是为什么我们看到全球最大的 CRO 公司基本上都在中国，市场份额遥遥领先海外竞争对手。

朱昂：CRO 行业有很强的服务属性，是不是决定了公司的规模边际在于管理能力？

谭冬寒： 确实，CRO 行业有服务业的属性。能让所有员工按照公司的文化，以同样的目标做标准化的事情，是比较重要的。服务业存在管理边界，边界越宽，规模越容易不经济，文化也越容易被冲垮。以文化为主导的公司一般都强调小公司的单一性和高效性。

但是这不能说公司的规模受制于管理半径。也有些龙头公司已经有几万名员工，但是能不断根据业务结构进行创新，改善管理模式和考核办法。小公司要到这一步还有很多要跨越的地方。

由于下游景气度很高，所以整个行业比较蓬勃发展，中国在这方面又有很强的工程师红利，所以国内的 CRO 公司能够成为全球临床前沿研发领域的领先公司，而且份额遥遥领先。

朱昂：你怎么看 CRO 行业的格局？

谭冬寒： 我认为 CRO 行业未来不会一家独大，至少目前来看是这样，各个子行业都有优势，大公司与小公司也各有优势。大家都在享受现在行业的 Beta，都在享受创新药的高景气度，以及海外订单的转移——大公司能接到这样的订单，保持 30% ~ 50% 的增速；小公司也能接到这样的订单，很多能保持 50% ~ 80% 甚至翻番的增速。

我认为至少在当前的阶段，对 CRO 的配置需要均衡化，很有可能小公司的弹性更大，甚至这些小公司在行业 Beta 的浪潮中积累了钱、客户和人才以后，就跨上了一个新台阶，能够跟大公司抢订单。如果这个行业未来出现 Beta 向下的情况，那就要根据公司做的准备、投资方向以及自身积累进行判断了。

朱昂：能否对比一下 CRO 和 CMO？

谭冬寒：第一，CMO 和 CRO 的生产要素都有资产和员工，但是 CMO 更强调对资产投资增长的跟踪，CRO 更强调对员工变化的跟踪。

第二，CMO 的龙头更容易辨识，因为资产投了就投了，而且资产投资有时间周期，过去投资做得好的公司能把握住产业浪潮，能在当前呈现出一定的规模优势、技术优势和人才优势。

第三，在 CRO 这个领域，很多小公司的业务机会非常多，能力也不差，但 CMO 的小公司的机会不是很多，所以 CMO 未来集中度可能要高于 CRO。

找到符合产业趋势的好公司

朱昂：在你的投资框架中，是不是估值比盈利更重要一些？

谭冬寒： 我觉得不能这么说。投资是对估值和盈利两者的判断，投资的过程就是不断组合这两个因素，并在两者变化中获得收益的过程。我们对于研究有很高的要求，把精力都花在值得研究的好公司上，研究长期有价值的公司，才能构建对于产业的认知，在我们的能力圈中不断"滚雪球"。投资最后是在估值和盈利两者之间做一些取舍。大多数时候，你是找不到一个基本面又好、估值又便宜的公司的。核心是理解为什么一个公司的估值高、是否有错误定价的可能，这就牵涉到市场的预期差。

整体来说，绝大多数时候的估值都是合理的，估值是所有人的大脑集合起来，形成的决策。我们内部开会讨论，都是讨论基本面的信息。在投资中，我们认为市场出现定价错误，往往源于过于静态地看问题，定价没有完全反映未来的信息。对于未来信息的判断，比拼的是彼此的基本面研究能力。比如说，有些品种我们觉得渗透率会比市场预期的要高，或者行业天花板会更高，或者业绩增速会更快，这些对于未来信息的判断，都会导致我们在定价方面可能比市场更乐观。

朱昂：你在构建组合上有什么想法？

谭冬寒： 我尽量用同一个标准来比较公司，我自己不会为公司贴上成长或者价值的标签，我觉得最后拆解出来的都是同样的指标，只是增速高低不一样、行业未来波动不一样、成长质量不一样。

我每挖掘出一只股票都会拿它和现有持仓中的股票做对比，在组合层面考核这只股票。如果新股票的预期差更大，未来基本面变好的速度更快，那我们就会得到一个更好的组合。在同一个标准下检视股票，这个标准会随着投资时间越来越长、研究的公司越来越多、经历过的投资案例越来越多而变得越来越成熟，下一次再有一个新标的，我就会很容易在投资框架中找到它的定位。

反过来，我也用中观思维对组合进行检视，来让我的组合更加健康。我的组合在我看好的方向上是不是选择了足够的标的？如果没有选择足够的标的，那是不是我的研究还不足够充分？当然也可能在我看好的方向上，市场上没有我能买的好标的。

朱昂：你们的组合里并不是只有大白马，也有一些黑马股，今年你们抓到了医药行业的一只十倍股，是怎么找到的？

谭冬寒：坦率说这背后有一定的运气成分。我们在去年四季度就买入了这个公司，当时的出发点是公司的市值很小，但是竞争力很强。这是一个做手套的公司，手套行业本身有一定的周期性。在新冠肺炎疫情出现之前，正好是手套行业的周期低点，但是这个公司是具有 Alpha 能力的 Beta 股，行业竞争优势很突出。我们再看手套这个行业，其实在全球属于一个百亿美元规模的行业。在马来西亚股市中，几个龙头公司都是做手套的，市值也很大。

这个公司的管理层很专注，一直在做这一块业务，对于产业的认知很强，产品也在不断升级。即便公司的规模不是行业最大的，但成本已经是行业中最低的之一，具有明显的成本优势。前面也提到，我们去年买的时候正好是手套行业的低点，而这个公司也判断行业周期会出现见底反转，已经做了扩产的准备。

之后新冠肺炎疫情的出现，加速推动了行业周期的大爆发，公司本身实现了 Beta 与 Alpha 的双重收益，于是在一年中出现了十倍的涨幅。

朱昂：有没有做过投资收益的归因分析？

谭冬寒： 我们做过一些归因分析，组合绝大多数的收益源于具有成长性的优质公司，10% ~ 20% 的收益源于市场预期差带来的价格修补。我们投资的核心是以合理价格去买优质公司，通过深度研究看得更远，更好地享受公司成长带来的收益。

把握供给和需求端的产业变化长期机会

朱昂：今年是医药行业的大年，许多人担心会透支未来的投资收益，你能否展望一下中长期医药行业的投资机会？

谭冬寒： 整个医药行业一直沿着两个比较明确的产业方向发展：消费升级和产业升级。消费升级对应需求端变化，产业升级对应供给端变化。

需求端的消费升级，带来的是更多元的消费需求，可能是长高，可能是变美，也可能是更高的质量。供给端的产业升级，带来的是更具差异化的高质量产品。我觉得沿着这两个方向去找，投资机会还是比较多的。

这两年资本市场的改革给各行各业带来了更多优质标的。比如我们看到的一些医疗公司，虽然市值还很小，但是在细分赛道中的竞争优势很强，口碑也很好，未来有机会长大。许多龙头公司还不是大市值公司，通过持续的挖掘，从中还是能找到长期具有超额收益的公司。

朱昂：之前你管理的是医药基金，将要新发的基金以科技为依

托，还将涉及消费等新的投资领域，为此做了哪些准备？

谭冬寒：我过去在医药投资上形成的投资理念，核心是对商业模式、估值、竞争格局以及未来产业趋势的理解，并不局限于医药行业。

医药行业非常多元化，有各种商业模式和业态。比如创新药就是一个典型的科技属性非常高的行业，其科技属性体现在：第一，供给创造需求；第二，现金投入与现金回报的期限严重错配。所以创新药的投资经验应用于科技公司，能够较好地解释为什么会有高估值、为什么没有 PE 但是市值很高。

新基金覆盖消费行业，一方面是因为，我过去的研究框架可以参考沿用。与很多医药制造业公司类似，消费行业的公司也经历了渠道变革、技术变革，核心逻辑也是消费升级和产业升级。比如家电、白酒类公司都是消费行业里面的主流公司，它们抓住了不同的渠道变革机遇，品牌力也相应地出现了变化。另一方面，我背后有公司强大的研究团队支持，医药、消费、TMT 行业的研究能力非常强，在市场上比较有口碑，业绩很不错。我们希望通过整合公司在核心赛道上的投研优势，帮助投资者更好、更全面地把握市场投资机会。

朱昂：在你的投资生涯中，有什么飞跃点或者突变点吗？

谭冬寒：其实没有突变的阶段，我觉得投资是一个渐进的过程，或者说研究和投资本身没有太多捷径可以走，就是不断积累自己的见识。我很认同一句话：投资是认知的变现。我认为这句话不管是放在一级市场、二级市场，还是放在实业中的投资上都是适用的。一个企业家能把企业做好就是因为他对这个产业的认知比同类人更高。我不知道其他人的突变都是在什么阶段发生的，但我的成长一直是一个渐进的过程，就是不断积累认知、积累学识。我研究过的行业越多，研究过的公司越多，积累的案例和进行过的复盘越多，我的认知就越深刻，投资也就会越做越好。

朱昂：如果不做基金经理，你会做什么？

谭冬寒： 我不做基金经理，肯定会做一个医生，因为我在清华协和医学院读了八年临床医学，一直读到博士毕业。十年前我转行的时候，被问得最多的就是为什么不做医生。如果没有转行成功，我极大概率应该是做一个医生。

＊＊＊

舍得，有舍弃，才有得到。芒格喜欢倒过来看事情，投资也适合倒过来看。在投资中，必须要舍弃一些东西。你舍弃了安全性（承担风险），才能获得收益。买公司，就是在价格和质量之间做取舍，有时候要舍弃一部分估值，有时候要舍弃一部分成长性。世界是不完美的，不可能公司又好又便宜。谭冬寒从中观产业趋势出发，从产业方向、空间、商业模式等角度，判断如何在估值和质量之间做取舍。事实上，投资收益来自认知，只有认知足够强，才能看透到底是真的便宜还是价值陷阱。

投资是认知的变现，是一个能够完全依靠能力、不依赖关系、不用求别人办事就能"站着把钱赚了"的方式。但是，没有认知就很难在投资的世界中赚钱。通过谭冬寒的分享，我们看到，医药领域的投资变得越来越专业。特别是在大量创新药公司上市后，只有拥有极其专业的医药知识，才能把投资做好。医药行业投资，不再是任何人都可以进入的领域，有医药专业背景的基金经理越来越多，这一点和海外市场越来相似。这也是投资中需要敬畏的地方，敬畏未知，敬畏专业。

投资理念与观点

▶ 我的投资框架是，自上而下的行业中观分析和自下而上的个股选择相
结合。

▶ 对医药的中观分析，我们始终对准入政策、支付政策以及未来医改要
干的事情保持很高的敏锐度，从这个角度来思考产业前进的方向。

▶ 医疗服务有很强的服务业特点，服务业在产品上有一定的同质化现
象，产品也没有任何"秘密"可言。服务业的核心是文化，是如何让
公司的一大批员工形成统一的文化，全心全意为客户服务，将客户的
体验做到极致。

▶ 药品的特点是，其过去二三十年的发展都沿着不断的产业升级路线，
从最早的普药、中药，到后来的首仿药，再到今天的创新药。

▶ CMO 和 CRO 的生产要素都有资产和员工，但是 CMO 更强调对资
产投资增长的跟踪，CRO 更强调对员工变化的跟踪。

▶ 在投资中，我们认为市场出现定价错误，往往源于过于静态地看问
题，定价没有完全反映未来的信息。

▶ 整个医药行业一直沿着两个比较明确的产业方向发展：消费升级和产
业升级。消费升级对应需求端变化，产业升级对应供给端变化。

▶ 我很认同一句话：投资是认知的变现。我认为这句话不管是放在一级
市场、二级市场，还是放在实业中的投资上都是适用的。

推荐阅读

序号	书号	书名	序号	书号	书名
1	30250	江恩华尔街45年（珍藏版）	42	41880	超级强势股：如何投资小盘价值成长股
2	30248	如何从商品期货贸易中获利（珍藏版）	43	39516	股市获利倍增术（珍藏版）
3	30247	漫步华尔街（原书第9版）（珍藏版）	44	40302	投资交易心理分析
4	30244	股市晴雨表（珍藏版）	45	40430	短线交易秘诀（原书第2版）
5	30251	以交易为生（珍藏版）	46	41001	有效资产管理
6	30246	专业投机原理（珍藏版）	47	38073	股票大作手利弗莫尔回忆录
7	30242	与天为敌：风险探索传奇（珍藏版）	48	38542	股票大作手利弗莫尔谈如何操盘
8	30243	投机与骗局（珍藏版）	49	41474	逆向投资策略
9	30245	客户的游艇在哪里（珍藏版）	50	42022	外汇交易的10堂必修课
10	30249	彼得·林奇的成功投资（珍藏版）	51	41935	对冲基金奇才：常胜交易员的秘籍
11	30252	战胜华尔街（珍藏版）	52	42615	股票投资的24堂必修课
12	30604	投资新革命（珍藏版）	53	42750	投资在第二个失去的十年
13	30632	投资者的未来（珍藏版）	54	44059	期权入门与精通（原书第2版）
14	30633	超级金钱（珍藏版）	55	43956	以交易为生II：卖出的艺术
15	30630	华尔街50年（珍藏版）	56	43501	投资心理学（原书第5版）
16	30631	短线交易秘诀（珍藏版）	57	44062	马丁·惠特曼的价值投资方法：回归基本面
17	30629	股市心理博弈（原书第2版）（珍藏版）	58	44156	巴菲特的投资组合（珍藏版）
18	30835	赢得输家的游戏（原书第5版）	59	44711	黄金屋：宏观对冲基金顶尖交易者的掘金之道
19	30978	恐慌与机会	60	45046	蜡烛图精解（原书第3版）
20	30606	股市趋势技术分析（原书第9版）（珍藏版）	61	45030	投资策略实战分析
21	31016	艾略特波浪理论:市场行为的关键（珍藏版）	62	44995	走进我的交易室
22	31377	解读华尔街（原书第5版）	63	46567	证券混沌操作法
23	30635	蜡烛图方法：从入门到精通（珍藏版）	64	47508	驾驭交易（原书第2版）
24	29194	期权投资策略（原书第4版）	65	47906	赢得输家的游戏
25	30628	通向财务自由之路（珍藏版）	66	48513	简易期权
26	32473	向最伟大的股票作手学习	67	48693	跨市场交易策略
27	32872	向格雷厄姆学思考，向巴菲特学投资	68	48840	股市长线法宝
28	33175	艾略特名著集（珍藏版）	69	49259	实证技术分析
29	35212	技术分析（原书第4版）	70	49716	金融怪杰：华尔街的顶级交易员
30	28405	彼得·林奇教你理财	71	49893	现代证券分析
31	29374	笑傲股市（原书第4版）	72	52433	缺口技术分析：让缺口变为股票的盈利
32	30024	安东尼·波顿的成功投资	73	52601	技术分析（原书第5版）
33	35411	日本蜡烛图技术新解	74	54332	择时与选股
34	35651	麦克米伦谈期权（珍藏版）	75	54670	交易择时技术分析：RSI、波浪理论、斐波纳契预测及复合指标的综合运用（原书第2版）
35	35883	股市长线法宝（原书第4版）（珍藏版）	76	55569	机械式交易系统：原理、构建与实战
36	37812	漫步华尔街（原书第10版）	77	55876	技术分析与股市盈利预测：技术分析科学之父沙巴克经典教程
37	38436	约翰·聂夫的成功投资（珍藏版）	78	57133	憨夺型投资者
38	38520	经典技术分析（上册）	79	57116	高胜算操盘：成功交易员完全教程
39	38519	经典技术分析（下册）	80	57535	哈利·布朗的永久投资组合：无惧市场波动的不败投资法
40	38433	在股市大崩溃前抛出的人：巴鲁克自传（珍藏版）	81	57801	华尔街之舞：图解金融市场的周期与趋势
41	38839	投资思想史			